AF319903

ÉTUDE

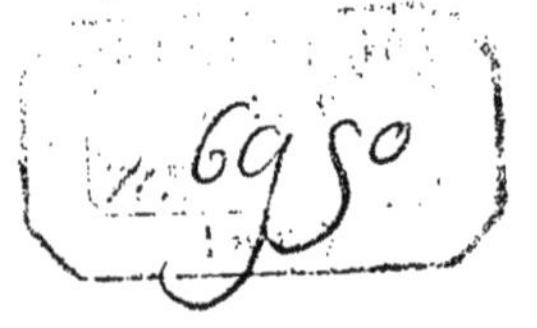

SUR LA

VACCINE ET LA VACCINATION

PAR

LE D^r Th. LANDRIN

PARIS

ADRIEN DELAHAYE, LIBRAIRE-ÉDITEUR

PLACE DE L'ÉCOLE-DE-MÉDECINE

—

1867

ÉTUDE

SUR LA

VACCINE ET LA VACCINATION

INTRODUCTION

Le sujet que je me suis proposé d'étudier, dans ma thèse inaugurale, a été traité déjà dans un grand nombre d'ouvrages ; des savants d'un mérite élevé s'en sont occupés avec une sollicitude toute particulière. Je n'ai pas la prétention, par conséquent, de jeter sur la question une lumière plus vive ; cependant, je pourrai noter des faits importants que les livres classiques n'ont pas encore enregistrés.

Si j'ai pris pour objet de mon travail un chapitre de la médecine qui contient, à la fois, des articles de pathologie, de physiologie et d'hygiène, c'est que j'ai cru faire œuvre utile en condensant tout ce que peuvent nous apprendre, dans chacune de ces branches de l'art médical, tant de travaux épars. Je vais donc faire selon mes forces pour dire clairement, et aussi brièvement que possible, les enseignements qui m'ont paru ressortir des recherches dont la découverte de Jenner a été le point de départ.

Cette étude a d'ailleurs un but pratique que je considère comme fort important, c'est de mener à la vérité en fait de *vaccination*. Faut-il rejeter la vaccination comme dangereuse ou simplement inutile, ou bien est-ce une pratique excellente, dont l'hygiène publique et privée ne peut tirer que de bons effets? C'est là ce que j'ai en vue, et de cette préoccupation naît la division de mon sujet : qu'est-ce en effet que la vaccination? C'est un procédé prophylactique qui consiste à introduire dans l'économie du *virus vaccin*, par *inoculation*, dans le but de préserver de la variole, en lui donnant la *vaccine*, l'individu inoculé. De cette définition découle logiquement la nécessité d'étudier d'abord la matière à inoculer, ensuite l'inoculation elle-même, et d'emblée mon travail se trouve scindé en deux parties : la première où je dois traiter du virus-vaccin, la seconde où je dois m'occuper de son emploi. Ces deux parties, on le comprend, se subdivisent à leur tour en chapitres; je pourrais indiquer ici comment j'ai cru devoir grouper ces subdivisions, mais je pense faire mieux et plus promptement en le montrant dans le tableau ci-après. J'en fais une préface-indice qui permettra, je crois, de voir d'un coup d'œil comment sont liées les diverses parties de ma thèse, et comment je peux, si court que soit cet opuscule, traiter de tout ce qui touche à mon sujet.

PRÉFACE-INDICE.

ETUDE SUR LA VACCINE ET LA VACCINATION.

PREMIÈRE PARTIE

DU VIRUS-VACCIN.

CHAPITRE PREMIER.

DES PROPRIÉTÉS DU VIRUS-VACCIN.

§ I. — *Des virus en général.* — Il est très-difficile, sinon impossible, de définir clairement les virus ; je pense arriver plus aisément à la connaissance de ces substances organiques en disant, d'une manière générale, ce que sont les maladies qui les produisent. Elles portent à cause de cette propriété le nom de maladies *virulentes.* M. Michel Peter, dans la thèse qu'il a soutenue durant le concours pour l'agrégation en médecine (1863), dit que les maladies virulentes sont des maladies générales, *transmissibles* par contagion et par inoculation à l'aide d'un *produit de sécrétion,* provenant d'un *organisme malade,* et susceptible de produire, dans un *organisme sain,* une maladie *semblable* à celle qui lui a donné naissance. Cette définition me paraît être admissible de tous points, je n'ai pas hésité à l'adopter. Elle limite nettement la nosographie des maladies virulentes, en rejetant du cercle de ces affections et les maladies miasmatiques ou infectieuses et les maladies venimeuses. Dans les maladies infectieuses, en effet, il n'a pas été possible, jusqu'ici, de démontrer l'existence d'un principe pathogénique produisant sur l'économie de l'individu sain des effets constants, dont l'action fatale donne naissance à des phénomènes immuables. L'économie peut lutter contre les maladies infectieuses, elle peut les vaincre par ses propres forces. Dans les maladies virulentes, au contraire, l'économie sécrète un principe organique, sorte de semence morbifique qui jetée dans l'organisme sain, soit par la contagion, soit par l'inoculation, c'est-à-dire, soit à l'état volatil, soit à l'état fixe, s'y reproduit identique à elle-même et avec des phénomènes identiques d'évolution. C'est à ce produit de sécrétion de l'organisme malade qu'on a donné le nom de *virus*. Quant aux maladies déterminées par les venins, ce qui les différencie des maladies virulentes, c'est que le principe morbide qui les produit est sécrété par un organisme sain.

Peut-être serait-il bon d'admettre, avec certains médecins, qu'il faut réserver la contagiosité aux seules maladies virulentes, assimilant ainsi la notion du virus à la notion de la contagion, celle-ci s'opérant toujours par inoculation, et attribuer la propriété infectieuse aux maladies miasmatiques, associant par là l'idée du miasme à l'idée de l'infection. Cela permettrait, sans doute, de tracer une visible ligne de démarcation entre les affections nettement virulentes ou inoculables et les affections purement infectieuses ; mais la difficulté est aussi grande en médecine que dans toutes les sciences naturelles quand on aborde la classification. Bien des transitions seraient impossibles à placer. Pour n'en prendre qu'un exemple, je citerai la variole qui serait, dans ce groupement, une maladie mixte, à la fois virulente et miasmatique ; contagieuse puisqu'elle est inoculable par virus fixe, infectieuse puisqu'elle peut être communiquée par les effluves varioleuses. Peut-être y a-t-il un moment où cette fièvre éruptive devient infectieuse en cessant d'être contagieuse, passant ainsi d'un groupe dans l'autre, mais en tout cas, cela ne se fait pas brusquement, et la difficulté que j'ai signalée reste la même. Pour compléter ma pensée, j'ajouterai que cette classification ne me paraît devoir arriver à l'expression de la vérité pure que lorsqu'elle aura pour clef une formule analytique, dont la discussion permettra de montrer comment se font les passages des groupes entre eux. C'est avouer que je n'espère pas apprendre cette formule dont les coordonnées sont si difficiles à trouver. C'est pourquoi je conserve la définition de M. Peter sans en rien changer, pourquoi aussi je maintiens les expressions virus fixe et virus volatil.

Il ne m'appartient pas d'ailleurs d'aborder cette question si ardue de pathologie générale, encore moins de prétendre en éclairer les termes. Cette tâche doit être confiée aux maîtres, et, sans doute, le jour où leur science en donnera la solution est encore bien éloigné.

La définition que j'ai donnée des maladies virulentes montre, par ses termes mêmes, que j'accepte ces maladies comme spécifiques, c'est-à-dire offrant toujours pour chacune d'elles une même altération de la substance organisée, qui fatalement se reproduit sur les individus sains en présence des causes qui ont la propriété de la déterminer. Cette spécificité a soulevé de longues discussions toutes les fois qu'on l'a étudiée dans les maladies dont j'aurai à parler dans ce travail. On l'a invoquée pour prouver l'identité des varioloïdes des animaux et de la vaccine humaine avec la variole de l'homme, s'appuyant sur des faits dans lesquels la maladie aurait été portée, par infection, d'une espèce à l'autre. J'ai cherché à me rendre compte des particularités que peut présenter la contagion par virus volatil entre espèces différentes ; je ne me sens pas en droit d'avancer une opinion, les faits sont trop contradictoires.

Pour moi, d'ailleurs, cette question n'a pas toute l'importance qu'elle paraît comporter ; et, tout en refusant d'admettre l'identité des varioloïdes animales avec la variole de l'homme, je n'en soutiens pas moins la spécificité de ces maladies. Et, en effet, les espèces animales ont des caractères propres, bien tranchés et immuables; si les races peuvent varier, jamais l'espèce ne subit la moindre altération. Si donc, en physiologie, on admet que l'organisme a ses propriétés spécifiques, pourquoi n'aurait-il pas en pathologie sa manière d'être particulière.

Dès lors, il ne me répugne pas d'admettre que, sous des influences extérieures en tout semblables, les organismes des espèces animales différentes manifestent leurs impressions différemment, qu'au lieu d'être sous l'empire d'une maladie parfaitement identique pour toutes les espèces, par suite de l'action de ces conditions identiques, ils ne présentent que des maladies analogues. Cela n'a rien qui vienne heurter la philosophie pathologique, puisque ces diverses espèces animales ne sont elles-mêmes que des analogues.

Je considère également comme vrai qu'une fois cette modification de la maladie produite pour une espèce, elle lui doit rester acquise. Il en résulte que le principe morbide de cette affection ou virus, sécrété par l'organisme malade, sera immuable dans chaque espèce; il y reproduira chez les individus sains une maladie identique à celle qui lui a donné naissance, tandis qu'il pourra ne communiquer dans les autres espèces où son action sera possible que des maladies analogues. Et toutes ces maladies auront leur spécificité propre au terrain sur lequel elles se seront développées.

L'observation justifie cette manière de voir; elle montre de plus que ce produit de sécrétion, modifié par son implantation sur un individu d'une espèce autre que celle qui l'a fait naître, redevient ce qu'il était quand on le rend à son espèce primitive.

Je crois qu'il serait utile d'ajouter à la méthode en zootechnie l'observation des maladies des animaux, et de s'en aider pour la distinction des espèces et même des races entre elles.

J'espère présenter les faits que j'aurai à relater dans le cours de mon travail, de façon à appuyer la proposition principale de la définition que j'ai acceptée et qui constitue une des lois générales des maladies virulentes : la spécificité.

On a beaucoup combattu cette spécificité des maladies virulentes, et quelquefois ceux-là mêmes qui étaient le mieux placés pour l'adopter franchement se sont faits ses plus ardents adversaires. M. André Sanson, dont le nom est bien connu dans les sciences vétérinaires, se range parmi ces derniers. Son mémoire, qu'il lut le 24 mai 1864 à l'Académie de médecine et qui a pour titre : *Les prétendues lois générales des maladies virulentes*, est un ensemble de faits propres, suivant lui, à démontrer que les médecins ont eu tort de généraliser ces prétendues lois. Je ne puis le suivre dans sa longue discussion : je n'aurais pas d'ailleurs assez de force pour combattre certaines de ses propositions ; je ne m'arrêterai qu'à un des paragraphes de ce mémoire qui importe à mon sujet. A propos de la clavelée, M. Sanson fait ressortir d'une part la ressemblance de cette fièvre éruptive du mouton avec la variole de l'homme, d'autre part l'impossibilité de transmettre la clavelée du mouton aux autres animaux et à l'homme, comme aussi l'inutilité de l'inoculation de la variole de l'homme au mouton ; il conclut au défaut de spécificité. Je réponds en disant que tous les vétérinaires ne sont pas d'accord sur cette perfection de ressemblance entre la variole et la clavelée, telle que l'admet M. Sanson ; je le montrerai quand je m'occuperai de la clavelée. Puis, ce point de doute placé, il se trouve que l'argument de M. Sanson se retourne de lui-même contre son auteur, et je dis que l'impossibilité de transmettre la clavelée du mouton aux autres animaux vient prouver plutôt qu'infirmer la spécificité de cette maladie virulente. Je ne sais s'il serait aussi aisé de rétorquer tous les points de l'argumentation du candidat à l'Académie de médecine; je ne le crois pas, mais il n'en reste pas moins vrai pour moi que les prétendues lois générales des maladies virulentes sont bien et dûment de bonnes lois.

En fait, le virus rendant la maladie virulente ce qu'elle est, je puis conclure que le virus est spécifique et toujours identique à lui-même. Je dis de plus que le virus est un; l'unité du virus a cependant été mise en doute lorsque la syphilis était en cause. On sait, en effet, que cette maladie se montre sous deux formes : le chancre induré et le chancre mou; mais il est admis par la plupart des médecins que le chancre mou s'observe chez les individus déjà syphilitiques, et que c'est parce que l'économie est encore sous l'influence du virus, que la manifestation nouvelle présente cette autre forme. L'organisme se trouve en effet modifié dans son aptitude à reproduire une maladie virulente quand il en a déjà subi les atteintes; généralement même, l'impression qu'il reçoit d'un nouveau contact est absolument nulle; l'*immunité* est acquise pour un temps plus ou moins long, sinon pour toujours. Les cas de récidive des maladies virulentes sont très-rares. Ce phénomène si remarquable a été observé depuis longtemps, et on admet, pour être d'accord avec les faits, l'*antagonisme* du virus à l'égard de lui-même; l'observation a montré que cet antagonisme existe non-seulement pour le *virus identique*, mais aussi pour un *virus analogue*, tandis que des *virus différents* mis en présence n'ont pas la moindre action l'un sur l'autre. Je noterai aussi que certains individus ne donnent aucune prise à la maladie quand tel virus déterminé est mis en lutte avec leur organisme; on dit alors qu'ils sont réfractaires à ce virus. Cet *état réfractaire* peut durer toujours chez ces sujets, comme aussi il peut cesser à un moment donné, sans cause appréciable, laissant dès lors le champ libre à l'action virulente.

Cette histoire rapide des maladies virulentes m'a permis d'indiquer les principales propriétés pathogéniques des virus; il me resterait à faire l'esquisse de leurs caractères physiques et à indiquer leur mode d'action pour en finir l'étude.

Il n'est pas possible malheureusement de compléter ce programme.

En effet, l'observation des maladies virulentes a bien montré qu'elles se transmettaient par un produit de sécrétion de l'organisme malade, mais elle n'a pu faire découvrir ce produit lui-même. On sait que le virus est contenu dans une humeur, généralement d'origine pathologique, lymphe ou pus, comme dans la vaccine ou la syphilis, et rarement dans une humeur d'origine physiologique, comme la salive dans la rage, mais ces humeurs n'ont rien dans leurs caractères physiques qui les singularise dans ces cas particuliers.

Il n'est pas de loupe aussi grossissante qu'elle soit, il n'est pas de réactif chimique aussi sensible qu'il puisse être, qui permettent d'y démontrer la présence du virus. On connaît donc la matière virulente, le véhicule du virus, sans savoir ce qu'est ce principe morbifique. L'obscurité qui enveloppe les causes de la naissance du virus, obscurité qu'il sera bien difficile de dissiper puisqu'on ne voit plus pour ainsi dire les maladies virulentes se montrer spontanément sans qu'on puisse absolument écarter toute idée de contagion, a conduit beaucoup de médecins à nier l'existence du virus. L'impossibilité de suivre cet agent pathogénique pour étudier son action sur l'organisme sain est venue ajouter un droit de plus à sa négation. Il a fallu, reculant la difficulté sans la surmonter, prendre à partie ce que l'observation avait fait connaître : la matière virulente. Certes, c'est beaucoup de savoir quel est le véhicule d'un virus, puisque cela peut conduire à la prophylaxie de la maladie qu'il détermine, mais cela sert peu à montrer le mode d'action du virus. On s'est généralement arrêté à cette hypothèse qu'il y avait dans l'action de la matière virulente sur l'organisme quelque chose d'analogue à ce qui arrive aux substances organiques au contact d'un ferment.

Il est difficile de faire concorder cette hypothèse avec la rapidité d'action vraiment effrayante de certains virus ; mais c'est après tout la seule explication acceptable. Je terminerai donc en donnant la définition du virus qui a été proposée par MM. Robin et Littré : «On appelle virus une substance orga- «nique d'une humeur quelconque, ayant subi par catalyse «isomérique une modification telle que, sans que les carac- «tères physico-chimiques soient notablement changés, elle a «pris la propriété de transmettre la modification acquise aux «substances organiques avec lesquelles elle est mise en con- «tact. »

§ II. — *Du virus de la vaccine en particulier.*

Ce que je viens de dire des virus en général explique que je ne puis traiter, dans ce paragraphe, la question que son titre comporte en réalité. Le virus-vaccin, en effet, n'est pas connu ; je dois me borner à donner les quelques renseignements que fournit l'étude de la matière virulente de la vaccine ou *vaccin*, qui contient ce virus. Que cette matière soit prise sur l'animal ou sur l'homme, elle ne varie pas ; je prendrai donc comme objet de ma description le vaccin humain ou jennérien, parce que c'est lui qu'on a le plus souvent décrit, comme aussi c'est lui qu'on se procure le plus aisément.

Le vaccin se trouve dans les pustules vaccinales de l'homme dès le quatrième jour de l'inoculation. Il a l'apparence du liquide séreux qu'on observe dans les phlyctènes produites par les brûlures, c'est-à-dire qu'il est transparent, incolore et visqueux. On lui attribue une saveur âcre et salée.

Exposé à l'air, ce liquide se dessèche très-rapidement, mais il se dissout dans l'eau avec beaucoup de facilité, après même qu'il a été desséché complétement. On considère sa décomposition comme très-prompte par l'action de l'air atmosphérique, même à la température ordinaire ; cette action de l'air est plus rapide encore quand la température est exagérée dans un sens ou dans l'autre. La matière vaccinale est alcaline et volatile; l'acide carbonique la neutralise, ainsi que l'ont constaté Dupuytren et M. Husson. Dans la séance de l'Académie de médecine du 3 avril 1838, M. Dubois (d'Amiens) rapporte qu'il a observé, à l'aide du microscope, des cristaux de chlorhydrate d'ammoniaque dans le vaccin ; cela n'a rien d'étonnant, puisque ce sel se trouve dans presque tous les liquides animaux et particulièrement dans ceux qui ont l'albumine pour base. Ce fait a d'ailleurs été constaté par plusieurs observateurs, entre autres MM. Fiard et Donné, MM. Bousquet et Pelletier. Ces derniers ont en outre dirigé leur étude microscopique du vaccin vers l'examen d'autres corps solides analogues à des globules, et que Sacco croyait avoir observés sous forme de petits corps doués de mouvement vermiculaire, mais ils n'ont rien pu voir de pareil. Le vaccin desséché ressemble sous le champ du microscope, ainsi que l'ont dit MM. Bousquet et Pelletier, dans leur communication à l'Académie de médecine, le 21 août 1838, à un vernis fendillé sur lequel s'entremêlent des arborisations et des cristallisations. Cette sorte de vernis est constituée par la partie liquide du vaccin, portion laiteuse de Raspail, qui la comparait au sérum du sang.

On comprend toute l'importance pratique qu'aurait l'examen microscopique du vaccin, s'il était possible d'assigner à ce liquide les caractères constants de son état d'activité; malheureusement, les faits démontrent l'inutilité de cette recherche quant à présent. En effet, tel vaccin, déclaré inerte par certains praticiens, a réussi entre les mains de certains autres qui, de leur côté, rejetaient un vaccin à cause de quelques-uns de ses caractères physiques, alors que les premiers opérateurs en obtenaient de fort belles pustules.

Ce qu'il importe de noter, c'est que le vaccin est d'autant plus actif qu'il est recueilli à une époque plus rapprochée de sa formation; qu'une des propriétés qu'il faut surtout rechercher en lui, c'est la consistance visqueuse, et qu'enfin, il se développe plus facilement, avec de bonnes qualités, chez l'enfant que chez l'adulte.

Dans ces conditions, le vaccin, qu'il soit de provenance animale ou humaine, reproduit la vaccine sur l'individu sain, avec tous ses caractères plus ou moins accentués, et renaît identique à lui-même dans les pustules du nouveau vacciné. C'est là un fait d'observation qui ne se discute plus, c'est l'axiome qui sert de base à la pratique de la vaccination. On avait dit, cependant, que l'action virulente du vaccin s'amoindrissait par son passage sur une série successive d'individus de même espèce, que le vaccin jennérien n'était plus ce qu'il était au temps de l'invention de la vaccination, et qu'il était urgent de rechercher le *cow-pox* pour rendre toute sa sûreté à la méthode prophylactique de la variole. Je répondrai à cette sérieuse objection par la conclusion que la commission de Lyon (1) a pu tirer de ses observations à ce sujet ; conclusion qui, sans infirmer la réalité de la diminution d'intensité et d'étendue de la lésion locale par l'implantation du virus sur l'homme, donne comme certain : « 1° Que le vaccin « humain, quelle que soit son ancienneté, s'inocule avec la « même certitude que le cow pox proprement dit ; 2° que son « aptitude n'a pas conséquemment été modifiée par son pas- « sage à travers l'organisme humain ; 3° qu'en effet, reporté « sur la vache, il produit les mêmes effets que le cow-pox lui- « même. »

Ainsi se trouve vérifiée, pour le vaccin, cette loi générale de l'action des virus, savoir : un virus se reproduit identique à lui-même après avoir communiqué à l'individu sain une maladie semblable à celle qui lui a donné naissance. Que si maintenant on inocule le vaccin à un individu qui déjà a subi les atteintes de la vaccine, aucune manifestation de la maladie ne se produira ; c'est qu'en effet, comme je l'ai dit dans le paragraphe précédent, l'identité des deux virus en présence détruit leur action. De plus, le vaccin n'agira pas si le sujet inoculé a eu la petite vérole, et réciproquement la vaccine donnera à l'individu sain, par antagonisme entre virus analogues, la même immunité à l'égard du virus variolique ; dans ce peu de mots est toute la théorie de la vaccination. Il me restera à démontrer que, dans ma dernière supposition, l'antagonisme existe bien entre virus analogues et non entre virus identiques comme dans la première. J'espère donner nettement la solution de cette question tant controversée

______

(1) *Vaccine et variole*, nouvelle étude expérimentale sur la question de l'identité de ces deux affections, faite au nom de la Société des sciences médicales de Lyon par une commission composée de MM. Boudet, Chauveau, Delore, Dupuis, Gailleton, Harand, Lortet, P. Meynet et Viennois. — Rapport par MM. Chauveau, Viennois et Meynet.

dans le chapitre III. Je n'insiste pas sur l'état réfractaire à l'inoculation du vaccin, qu'on rencontre chez quelques individus qui n'ont eu ni la variole ni la vaccine, car l'obscurité la plus complète enveloppe ses causes. Enfin, je reviendrai, à propos des revaccinations, sur la durée d'action du vaccin.

Pour compléter l'étude du virus-vaccin, je donnerai le compte-rendu sommaire d'une série d'expériences qui a eu pour but l'observation des résultats obtenus par l'inoculation du vaccin mélangé à d'autres virus; cela me servira d'ailleurs quand j'aurai à parler des dangers de la vaccination. Il ressort de cette expérimentation que le virus de la vaccine ne paraît pas s'allier aux autres virus, que particulièrement quand on a mélangé la matière vaccinale à la matière variolique, une seule des maladies peut se développer, mais que, si toutes deux attaquent le sujet, elles suivent séparément leur marche propre sans s'influencer.

M. Taupin a développé des pustules vaccinales sur des sujets atteints de différentes maladies; il s'est ensuite servi du vaccin ainsi obtenu, pour inoculer des individus sains, et leur a donné une vaccine légitime qui les a préservés de la variole. Chose remarquable, jamais une des maladies contagieuses dont étaient atteints les sujets qui avaient servi à la culture de son vaccin, n'a été communiquée; quelques-uns pourtant portaient la scarlatine, la rougeole, la *varioloïde*, la *variole*, la *syphilis*, etc. M. Taupin a noté aussi que le vaccin pris sur des cadavres était inerte; constamment il a échoué dans ses tentatives d'inoculation avec la matière vaccinale de cette origine (1).

(1) On a pensé généralement que le virus meurt avec le sujet qui le porte. Je n'ai rien dit de ce fait en parlant des virus en général, parce qu'il n'est pas prouvé du tout que cela soit. Les vétérinaires ont malheureusement à enregistrer un certain nombre de cas de transmission de la morve à

Telles sont les propriétés du vaccin. Pour compléter l'histoire du fluide vaccinal, il me reste à étudier son origine, c'est-à-dire les maladies qui le produisent chez certains animaux.

Cette étude est intéressante à deux points de vue ; d'abord, parce qu'elle me permettra d'indiquer où il sera possible au besoin de retrouver le vaccin dans toute sa pureté, ensuite perce qu'elle me fournira les éléments nécessaires pour juger l'identité de ce virus-vaccin avec le virus variolique.

CHAPITRE II.

DE L'ORIGINE DE LA VACCINE.

Ce qui dans l'histoire de la vaccine a le plus prêté à la discussion, c'est son origine ; on a reconnu à cette maladie des sources tellement différentes, qu'il m'a paru utile, pour en faciliter l'étude, de les grouper d'après leur degré de probabilité. J'ai cru devoir faire deux de ces groupes, car l'ensemble des faits observés et discutés m'a permis de voir que, parmi les sources attribuées à la vaccine, les unes lui étaient complétement étrangères, les autres, à première vue, paraissaient lui appartenir sans qu'on puisse confirmer cette relation, tandis que certaines enfin devaient indubitablement lui être rattachées. Je traiterai donc, dans un premier paragraphe, des sources de la vaccine que je considère comme

l'homme par des cadavres de chevaux morveux. Delafond, l'éminent professeur d'Alfort, disait souvent à ses élèves qu'il ne fallait pas trop étendre l'adage populaire : Morte la bête, mort le venin.

certaines, et, dans un second, je placerai celles qui sont erronées sans aucun doute.

§ Ier. — *Sources certaines de la vaccine.*

Remonter aux faits qui ont conduit Jenner à son importante découverte, semble la méthode la plus logique pour arriver à la connaissance de l'origine de la vaccine. Je n'ai pas cependant à faire ici l'histoire de l'invention du célèbre médecin anglais; je commenterai seulement les observations relatées par lui et je compléterai cette étude par l'analyse des travaux auxquels les auteurs de notre époque se sont adonnés pour éclairer le sujet qui m'occupe actuellement.

A n'en pas douter, pour Jenner, le vaccin naît sur la vache, dans les pustules que détermine la maladie de cet animal appelée cow-pox par les Anglais, et qu'en France on nomme vaccine, picotte des vaches. C'est bien en effet du vaccin qu'il parle lorsqu'il dit (1) que ce qui rend le virus du cow-pox si remarquable, c'est que la personne qui en a été affectée est *pour toujours* assurée contre l'infection de la petite-vérole, et que ni les effluves varioleux, ni l'introduction de la matière varioleuse sous la peau ne peuvent produire chez elle cette maladie (2). De plus il rapporte, dans sa 17° observation (3),

(1) Dans : An inquiry into the causes and effects of the variolæ vaccinæ, a disease discovered in some of the Western counties of England, particulary Gloucestershire and known by the name of the cow-pox, with observations on the origin of the small-pox and on inoculation (Londres, 1798).

(2) Morbid matter of various kinds, when absorbed into the system, may produce effects in some degree similar ; but what renders the cow-pox so extremely singular, is, that the person who has been thus affected is *for ever after* secure from the infection of the small-pox; neither exposure to the variolous effluvia, nor the infection of the matter into the skin producing this distemper (An inquiry, etc., p. 6).

(3) An inquiry, etc.

un fait très-important; il s'agit d'une femme qui avait con-
tracté le cow-pox, en faisant la traite de ses vaches. Des pustules existaient sur la main. Jenner inocula le liquide de ces
pustules à un enfant de 8 ans (*obs.* 17ᵉ); cet enfant fut préservé de la petite-vérole, car deux inoculations, espacées de
plusieurs mois, restèrent sans succès. C'est bien là la vaccine
transmise à l'homme par la vache, puis de l'homme à l'homme.
Pour Jenner le cow-pox est donc bien une source pure du
vaccin, la vache est un animal propre à la culture de ce virus,
mais très-souvent on le voit, dans son mémoire, s'appesantir
sur le fait de la contamination des bêtes bovines par le cheval. Chez elles la maladie se manifeste sous forme de cow-
pox, inoculable à l'homme. Il est impossible de rendre plus
nettement la pensée de Jenner qu'en la reproduisant dans
les termes qui pour lui la résument : ainsi la maladie pro-
gresse du cheval à la mamelle de la vache et de la vache à
l'homme (1).

Cette maladie du cheval dont parle Jenner est celle, dit-il,
que les maréchaux nomment *the grease* (2); quant à lui, il la
désigne sous le nom de *sore-heels* (mal de talon). En France,
on a cru y reconnaître la maladie que les hippiâtres appelaient
eaux-aux-jambes. Mais si le cheval est le point de départ du
cow-pox, il n'en faut pas moins, pour le médecin anglais, que
la maladie passe par la vache pour donner à l'homme une
immunité complète de la variole; il exprime positivement
cette opinion, sur laquelle il devait revenir, dans son obs. 15.
Il y est dit qu'Abraham Riddiford, fermier, fut atteint de la

(1) Thus the disease makes its progress from the horse to the nipple of
the cow, and from the cow to the human subject (An inquiry, etc., p. 6).

(2) There is a disease to which the horse, from his state of domestica-
tion is frequently subject. The Farriers have termed it the grease. (An inquiry, etc., p. 2).

maladie du cheval; qu'il eut des pustules aux mains et des tumeurs dans l'aisselle, ce qui lui causa une indisposition assez grave. Néanmoins il prit, quelque vingt ans plus tard, dans un temps d'épidémie, une variole régulière qui put être inoculée par Jenner à d'autres individus; elle suivit chez ces derniers sa marche normale. Je noterai à propos de cette relation, que l'analogie qu'on a cru voir entre le cow-pox et le grease était depuis longtemps admise, puisque Jenner qui ne partagea pas, en présence des faits, l'opinion de son confrère, ajoute qu'un chirurgien qui avait vu les pustules d'Abraham Riddiford, et qui connaissait leur similitude avec le cow-pox, avait affirmé au fermier que désormais il était à l'abri du small-pox. Le fait que je viens de citer fit hésiter Jenner, car il ne concordait pas, pour lui qui ignorait l'immunité temporaire, avec ses premières observations. Il pensa que l'inoculation de la matière du grease ne donnait pas un résultat certain. Plus loin je discuterai cette question, et comme je prouverai que l'immunité peut être donnée à l'homme par un virus d'origine équine, je placerai la maladie du cheval, dont l'action est aujourd'hui démontrée, à côté du cow-pox, admis par tous comme l'origine la plus pure du vaccin, et je donnerai à cette affection, avec M. Henri Bouley, le nom de horse-pox. Ce paragraphe des sources certaines de la vaccine se trouvera donc divisé en deux articles : *A.* cow-pox, *B.* horse-pox.

A. — *Du cow-pox.*

La maladie des vaches, connue en Angleterre sous le nom de cow-pox, a reçu en France le nom de vaccine qui a pour synonymes : picotte, variole, vérole des vaches. Elle peut naître spontanément chez les animaux de l'espèce bovine, on l'a souvent constatée chez eux sans qu'il y ait eu communication avec des chevaux.

Cette maladie, peu grave d'ailleurs, a été fréquemment observée en Angleterre, particulièrement dans le comté de Glocester et en Irlande. Les Écossais la nomment *schinach ;* les paysans la connaissaient, mais les médecins, avant Jenner, y avaient porté peu d'attention.

Le cow-pox a été observé, d'abord en Angleterre, puis en Allemagne, en Hollande, en Italie, en Espagne, dans l'Amérique, enfin en France où, dit-on , Rabaut-Pommier songea à son utilité prophylactique avant les travaux de Jenner. Depuis cette époque, en France, diverses épizooties permirent de l'étudier. Des médecins et des vétérinaires l'ont vu dans le département du Cantal; le comité de vaccine de Reims a pu l'observer aux environs de cette ville.

Boujardet l'a retrouvé dans les départements de la Meurthe et des Vosges; Morlanne, à Metz, se servit du contenu des pustules d'une vache et put déterminer la vaccine vraie chez un enfant qui fournit pour plusieurs autres. Migeot de Juniville a vu le cow-pox dans les Ardennes, en 1829. Riss, à Neu-Brisach, en 1831; Girard, à Rambouillet, en 1836; M. Perdreau, à Passy, dans la même année; ce sont les observations faites à Passy par plusieurs médecins, qui déterminèrent l'un d'eux, M. Bousquet, à publier une notice fort remarquable sur cette maladie. Magendie eut aussi l'occasion de voir la vaccine sur la vache, en 1844. Enfin dans ces dernières années elle a été vue en Italie.

Malgré sa rareté, cette maladie a cependant été étudiée suffisamment par les médecins français et voici les symptômes qui la caractérisent : au début, malaise et perte d'appétit, il se manifeste de la fièvre, la rumination est modifiée, l'animal l'accomplit mécaniquement sans que le bol alimentaire re-

vienne dans la bouche; il fume, comme on dit dans les campagnes dans ce cas de rumination, à vide; en général, dans cette
première période, la sécrétion du lait est modifiée dans la
qualité et la quantité. Vers le troisième ou le quatrième jour,
on aperçoit sur les mamelles et parfois sur les naseaux une
éruption de pustules circulaires, aplaties, déprimées à leur
centre, et présentant à la circonférence une zone rouge qui
va s'agrandissant. Alors commence une troisième période dans
laquelle les pustules grossissent, s'enflamment à leur base
qui devient douloureuse au toucher, l'animal est très-agité;
le contenu des pustules les rend diaphanes. Mais, tandis que le
cercle rouge devient livide, la mamelle s'indure, et vers le
onzième jour, le liquide contenu dans les pustules se trouble
et s'épaissit : c'est le commencement de la quatrième période.
Durant cette dernière phase de la maladie, le centre de la
pustule brunit, la même teinte s'étend vers les bords en même
temps que le liquide se dessèche. Cette dessiccation se complète
du quinzième au vingtième jour, puis les croûtes tombent et
laissent à leur place des cicatrices arrondies, quelquefois indélébiles.

Cette maladie, dit-on, peut être enzootique, elle est surtout
contagieuse par virus fixe, et se transmet aisément de la vache à la vache, à l'homme et au cheval. Certains auteurs pensent qu'elle peut, à volonté, être portée chez le mouton et revenir du mouton à la vache ; il est sûr que son passage dans
l'économie humaine ne lui ôte pas son aptitude à se développer chez les bêtes bovines. Presque tous les auteurs ont admis
que l'économie de l'espèce bovine était le terrain propre de la
vaccine ; on a dit même que lorsque cette maladie était atténuée par son inoculation sur des espèces différentes, elle ré-
cupérait toute sa force en revenant sur la vache. On a expé-
rimenté, et cette assertion s'est trouvée vérifiée, soit que la

matière virulente ait été prise sur l'homme, soit qu'elle ait eu pour support le cheval ou le mouton. Voisin a vu dans les expériences qu'il fit à Versailles que le vaccin humain inoculé au mouton, chez lequel il s'atténuait encore, reprenait sa vigueur sur la vache. Cependant, M. Bousquet pense que le séjour chez l'homme rend le virus moins actif, et que son retour à la vache ne le ramène pas à son activité première. Les rapporteurs de la commission de Lyon (1), loin de partager l'opinion de M. Bousquet, considèrent le retour du vaccin humain sur la vache comme propre à lui donner l'action de la matière virulente du cow-pox même. L'ensemble de leurs expériences leur a fait classer les organismes, d'après leur aptitude à la culture du vaccin, dans l'ordre suivant : vache, homme, cheval. Hurtrel d'Arboval (2) pensait également que la vache devait occuper ce premier rang, car il dit, à l'article *Vaccin*, « que pour entretenir la matière vaccinale dans toute sa perfection primitive, il faudrait l'inoculer successivement sur un certain nombre de vaches, et faire voyager celles-ci pour les distribuer de canton en canton. »

Je crois donc pouvoir conclure que le cow-pox est la source la plus certaine de la vaccine, puisque la vache est le terrain le plus propre à la production de cette maladie.

Avant de terminer cet article du cow-pox, je dois dire qu'il me semble qu'une recherche reste à faire sur cette maladie, au point de vue prophylactique de la variole. Elle aurait pour but de s'assurer si le vaccin seul possède la propriété de transmettre la maladie, et si un autre liquide de l'économie de la vache ne serait pas apte à la reproduire, le lait, par exemple, que l'affection modifie notablement. Les auteurs

(1) In loc. cit.
(2) Dans : Dictionnaire de médecine vétérinaire.

vétérinaires, que je sache, n'ont rien dit à ce sujet. Le cow-pox étant rare, je comprends que, dans tous les cas, cela aurait peu d'importance ; mais enfin, cette étude, outre qu'elle satisferait la curiosité scientifique, pourrait peut-être trouver quelques rares applications pratiques dans l'espèce humaine. La préoccupation que m'avait laissée cette idée m'a fait rechercher si les médecins n'avaient encore rien observé dans ce sens, et j'ai pu lire qu'en effet l'attention avait été appelée déjà sur l'innocuité de la vaccination chez des individus qui avaient fait usage du lait des vaches inoculées. Enfin, un peu plus loin, j'aurai quelques mots à dire de la contagion du cow-pox par virus volatil. Je ferai remarquer aussi que j'ai pensé ne pas devoir m'occuper de ce qu'on a appelé le faux cow-pox, puisque j'avais donné tous les caractères du cow-pox vrai.

B. — Du horse-pox.

On comprend qu'en présence de l'opinion de Jenner, touchant l'origine équine du vaccin, il restait à expérimenter quelle était en réalité la part qui revenait au grease dans la production de ce virus. Aussi voit-on les médecins s'attacher à cette question et chercher par de nombreux essais à s'édifier sur la portée que pouvaient avoir les faits relatés par Jenner dans les observations 1, 9, 10, 13 et 14 de ses *Recherches sur les causes et les effets de la petite-vérole des vaches*. Cela était d'autant plus intéressant que les observations 18, 19, 20 et 21 de Jenner, qui l'autorisent à formuler enfin sa grande découverte, ont pour base la transmission de la maladie du cheval à trois valets de ferme, et qu'en conséquence toute la méthode de Jenner a pour point de départ cette maladie même de l'espèce chevaline.

Jenner n'avait pas pu produire de vaccin par l'inoculation

de la matière du sore-heels; le docteur Loy d'Aislaby fut le
premier qui parvint (en 1801) à produire la vaccine chez la
vache par l'inoculation de cette matière virulente. Le liquide
qu'il employa provenait de pustules développées sur les mains
d'un maréchal ferrant et d'un boucher, tous deux du comté
d'York, et ayant soigné des chevaux atteints du grease. Il com-
muniqua la maladie à des hommes qui eurent des pustules, en
tout semblables aux pustules vaccinales, et à une vache qui
présenta un cow-pox nettement tranché. Sur cet animal, il
prit du vaccin et l'inocula à un enfant qui, par la suite, se
montra réfractaire à l'action du vaccin de cow-pox. Loy, en-
couragé par ce premier succès, tenta ensuite, dans un assez
grand nombre de cas, de reproduire ces résultats sur la vache
à l'aide de la sérosité des eaux-aux-jambes, mais ce fut inu-
tilement; enfin il y parvint en employant la matière d'un
cheval dont la maladie «datait seulement de quinze jours, et
dont les vésicules ne coulaient que depuis sept jours, » à donner le cow-pox à cinq vaches. Il put vacciner des enfants avec
le virus de ces vaches, et ils furent préservés de la petite-vérole. Je ferai remarquer que, dans cette dernière expérience,
Loy se trouve d'accord avec l'opinion que Jenner avait émise
à propos de la matière virulente du cheval, qui aurait d'après
lui une action beaucoup plus sûre au commencement du sore-
heels, avant que le liquide sécrété ait acquis l'apparence du
pus (1); il rejette même l'emploi du pus fourni par les eaux-

(1) A propos du virus du cheval : «It is most active at the commencement of the disease, even before it has acquired a pus-like apparence; in-
deed I am not confident whether this property in the matter does not en-
tirely cease as soon as it is secreted in the form of pus. I am induced to
think it does cease, and that it is the thin darkish-looking fluid only,
oozing from the newly-formed craks in the heels, similar to what some-
times appears from erisypelatous blisters which gives disease.» (In : An inquiry, etc , p. 48.)

aux-jambes chroniques (*old sores on the heels of horses*), car, en note, il ajoute au bas de la page où se trouve la citation ci-dessus, qu'il est très-facile de se procurer du pus d'eaux-aux-jambes anciennes, mais que chaque fois qu'il en a inoculé aux mamelles des vaches ce pus n'a produit qu'une simple inflammation.

Cependant, le vétérinaire danois, Viborg, dit être parvenu, après de nombreux essais infructueux de 1805 à 1809, à donner le cow-pox à une chèvre et à une vache en employant la matière des eaux-aux-jambes chroniques; beaucoup d'observateurs ont tenté depuis Viborg l'inoculation de cette même matière, ils ont constamment échoué; c'est donc plutôt comme mémoire que je parle des succès annoncés par ce vétérinaire, que pour en tirer des conséquences. Coleman, professeur au collége vétérinaire de Londres, après un grand nombre d'insuccès, fut assez heureux pour faire naître le cow-pox sur des vaches et put ensuite vacciner trois enfants. En 1800, un professeur de ce même collége, Tanner, détermina le cow-pox en appliquant la sérosité du grease sur une excoriation qui existait au pis d'une vache.

D'autres faits viennent de l'Allemagne s'ajouter à ceux que j'ai cités :

Steinbeck et Kahlert ont obtenu la vaccine chez des enfants soumis par eux à l'action du virus de vaches qui étaient atteintes de cow-pox à la suite d'inoculations faites avec la sérosité des eaux-aux-jambes.

En France, Godine jeune, non-seulement produisit des pustules chez des vaches, mais il en obtint deux générations chez le mouton; malheureusement Godine n'a pas essayé l'effet de la matière virulente de ses vaches et de ses moutons sur l'homme; cette lacune dans ses expériences porte Hurtrel d'Arboval, dont l'autorité, en fait d'inoculation aux

moutons, est incontestable, à critiquer les faits avancés par
Godine. Hurtrel d'Arboval base son appréciation, où le doute
domine, sur ce que, pour son compte, s'il a pu donner la vaccine au mouton, en prenant du vaccin sur l'homme, il n'a,
par contre, jamais pu la transmettre du mouton au mouton.
Les travaux de la commission de Lyon confirment ce fait,
puisqu'ils ont permis aux rapporteurs de conclure que les
animaux de l'espèce ovine n'étaient vaccinifères qu'à un très-
faible degré.

En 1827, M. Renault, vice-directeur de la vaccination dans
le département de l'Orne, réussit à produire sur une vache
des pustules qui lui parurent de nature vaccinifère, par
l'inoculation de la matière recueillie sur un cheval. De concert avec le Dr Libert, il inséra sous l'épiderme d'une jeune
fille le liquide des pustules de la vache, et il obtint une éruption qui présentait tous les caractères d'une vaccine vraie.
Ce fait est cité par M. Lafosse dans son rapport, au nom de
la commission du cow-pox, de Toulouse.

On trouve dans un autre ordre de faits des observations
qui viennent, comme les précédentes, appuyer la possibilité
de l'origine équine de la vaccine ; je veux parler des cas où
l'homme est contaminé par le cheval d'une façon immédiate.
Outre les individus cités par Jenner, d'autres hommes ont
été atteints de pustules pour avoir soigné des chevaux qui en
portaient; tels sont les sujets des observations rapportées
par Sacco (de Milan), en 1812, et par son collaborateur
Birago, sujets qui ont été la source d'une vaccine active,
puisqu'elle fut communiquée à des enfants dans toute son intégrité et les préserva de la petite-vérole. Tel aussi le cocher
Badereau, observé en 1812 par le Dr Tartra, qui, de concert
avec le Dr Rigodin, inocula un grand nombre d'enfants avec
la matière vaccinale développée sur la main de ce cocher, à la

suite des pansements qu'il faisait à son cheval, atteint, disait-on, d'eaux-aux-jambes.

Plus près de nous, se présente le cas si discuté du maréchal ferrant Brissot, qui, le 5 mars 1856, offrait à l'examen du Dr Pichot des pustules en tout semblables aux pustules vaccinales; plusieurs jours auparavant, il avait ferré un cheval sur lequel on avait cru constater les eaux-aux-jambes. Il déclara n'avoir pas été vacciné. M. Pichot tenta sur lui l'inoculation du vaccin en même temps qu'il en fit usage sur deux enfants. Ce vaccin, d'une provenance unique, produisit des résultats différents : les enfants eurent la vaccine vraie ; Brissot présenta à peine de l'inflammation au niveau des piqûres. Ces circonstances engagèrent M. Pichot à envoyer le maréchal ferrant à l'Hôtel-Dieu de Chartres, où M. Maunoury se servit de la matière des pustules de cet homme pour vacciner un enfant avec succès. L'enfant devint à son tour le point de départ de plusieurs vaccinations, et le virus fut transmis jusqu'à la troisième génération, sans rien perdre de sa puissance.

Je citerai enfin, en dernier lieu, quelques faits, moins importants, dans lesquels la maladie, transmise du cheval à l'homme, a donné des pustules dont les observateurs ont constaté l'analogie parfaite avec les pustules de la vaccine, sans faire la contre-épreuve de l'inoculation.

Ainsi, le Dr Cazals d'Agde (1) a provoqué sur deux enfants la formation de pustules vaccinales à l'aide de la matière virulente équine. Cazenave et Schedel (2) ont vu trois fois des palefreniers chargés du pansement de chevaux portant les eaux-aux-jambes présenter des pustules vaccinales. Le

(1) Bulletin sur la vaccine, 1815.
(2) Maladies de la peau, p. 203.

Dr Letenneur, de Nantes (1), fit constater à Biett, lorsqu'il était interne de ce dernier, un cas semblable à ceux de Cazenave. M. Raynal (2) rapporte qu'en 1829, à l'École vétérinaire de Berlin, pendant le temps d'une épizootie (?) d'eaux-aux-jambes, le professeur Hertwig et dix élèves furent frappés d'une maladie pustuleuse, et que chez deux de ces élèves, qui n'avaient pas été vaccinés, les pustules furent de tous points semblables à celles que détermine le vaccin chez l'homme.

A côté de ces faits de communication à l'homme de la maladie équine, à côté des succès qu'a obtenus l'inoculation de la matière virulente de cette affection, je dois grouper les nombreux insuccès qu'un grand nombre de médecins et de vétérinaires ont constatés comme résultats de leurs tentatives d'inoculation.

Woodville (William), médecin de l'hôpital Pancrace, hôpital spécialement destiné à recevoir des varioleux, était grand partisan, avant Jenner, de l'inoculation de la variole, habile, par conséquent, à suivre des expériences de cette nature ; il n'obtint jamais un résultat satisfaisant par l'inoculation du grease ; Georges Pearson, de l'hôpital Saint-Georges, et Simmons, ses contemporains, ne furent pas plus heureux. De même, Laurence, Pilger et Baron, en Angleterre, échouèrent constamment ainsi que Buniva, Luciane, Toggia, Guiffa, Bartholini, en Italie ; Hering, en Allemagne ; Fiard, Thourel, Teissier, Huzard, en France, et un grand nombre d'autres dont l'autorité est sans conteste dans la matière. Il me suffira de citer parmi ces derniers : Rigal de Gaillac, qui échoua sur la vache, la brebis et l'homme ; MM. Bousquet et Leblanc.

(1) Gazette des hôpitaux, 1856, n° 72.
(2) Nouveau Dictionnaire pratique de médecine, de chirurgie et d'hygiène vétérinaires.

M. Leblanc reprit seul les expériences qu'il avait faites d'abord avec son collègue de l'Académie de médecine pour les recommencer encore sans plus de succès avec M. le professeur Depaul. M. Henri Bouley, aujourd'hui inspecteur général des Écoles vétérinaires, et MM. Reynal et Depaul aboutirent au même résultat négatif. M. Lafosse, de l'École vétérinaire de Toulouse, a fait, depuis 1840, 25 inoculations d'eaux-aux-jambes chroniques d'autant de chevaux sur 6 vaches; elles ont toujours été infructueuses. J'ai, pour mon compte, vu rester sans aucun effet ces tentatives d'inoculation sur des chevaux du 8ᵉ régiment de dragons.

Que devenait l'opinion de Jenner en présence de ces faits contradictoires? Fallait-il admettre, comme quelques-uns, que les pustules qui avaient été observées sur les mains d'hommes chargés du soin des chevaux étaient des pustules de *varioloïde*, ou qu'elles étaient consécutives à l'inoculation du vaccin humain? L'erreur pouvait alors avoir deux causes : la dissimulation ou l'ignorance des malades, qui trompait la bonne foi des expérimentateurs, ou la supercherie de ces expérimentateurs eux-mêmes, qui trouvaient un intérêt de vanité scientifique à produire leurs prétendus succès chez les animaux et chez l'homme. Fallait-il, au contraire, penser que les succès étaient dus à l'inoculation de la matière produite par une certaine maladie du cheval, et les insuccès par l'inoculation de la matière recueillie dans d'autres maladies? tout s'expliquait alors par une erreur de diagnostic.

Cette dernière opinion, la plus simple et la plus honorable pour tous, eût vite prévalu dans l'esprit de chacun, si on avait suivi le précepte que Jenner avait indiqué par intuition, c'est-à-dire, si on ne se fût servi que de la sérosité produite par la maladie à son début, surtout en se conformant aux indications que donne Hurtrel d'Arboval, dans l'article *Eaux-aux-*

jambes de son Dictionnaire de Médecine vétérinaire. Le savant vétérinaire recommande en effet de ne tenter que l'inoculation du liquide qu'on trouve chez certains chevaux qui portent, lorsqu'ils sont atteints de la maladie, des *élévations pustulaires*. Cette formule eût été, je crois, la source d'une découverte, si Hurtrel d'Arboval l'eût donnée comme moins hypothétique, et si on n'eût pas, comme lui, rejeté l'idée anglaise qui avait créé deux variétés du grease. Il eût fallu d'ailleurs étudier et bien comprendre ce que Loy avait appelé le grease constitutionnel, bien fait pour appeler l'attention par ses phénomènes généraux de début et l'existence de l'éruption ailleurs que sur les membres. Loy le considérait comme le seul propre à engendrer la vaccine. Je remarquerai d'ailleurs que constamment on a réussi en prenant la matière virulente de l'homme qui avait été immédiatement contaminé par le cheval; il me semble, en conséquence, qu'il eût été bon, jusqu'à plus ample informé, de ne plus tenter d'autres inoculations qu'en présence d'une similitude parfaite entre l'état des nouveaux animaux et celui du cheval qui avait été le point de départ de la première expérience. Le défaut de constance dans l'observation a retardé sans doute bien longtemps la découverte de la maladie qui produit les phénomènes qu'on recherchait. Je puis, quant à moi, citer un fait qui prouve que l'examen attentif du cheval pouvait conduire à la solution du problème. En juin 1860, mon frère eut à examiner un cheval arrivant d'Angleterre, et que MM. Hefty, ses propriétaires, pensaient être atteint d'eaux-aux-jambes; telle fut aussi la première impression de mon frère, mais son opinion varia après une observation minutieuse de l'animal, et il se détermina à considérer la maladie comme une affection varioliforme qu'il n'avait jamais eu l'occasion de voir jusqu'alors. Le 8 juin, il tenta l'inoculation du liquide contenu dans les

pustules du cheval, afin d'éclairer son diagnostic; je l'aidai dans
cette opération. L'expérience fut faite sur le chien de garde
de la maison, terre-neuvien déjà âgé, sujet peu favorable à sa
réussite; néanmoins elle eut pour résultat une éruption pa-
puleuse telle que celle qui se produit habituellement sur le
chien quand on lui inocule la matière virulente de la vaccine.
Un cheval fut inoculé, mais je ne puis dire ce qu'il en advint,
attendu que pour cela ou pour autre chose, le propriétaire
qui appartenait à la variété très-nombreuse des clients dés-
agréables ne ramena jamais l'animal. Laissant ce fait,
auquel je ne veux pas donner plus d'importance qu'il n'en a,
je reviens à cette période d'incertitude fâcheuse où l'on ino-
culait sans succès la matière des eaux-aux-jambes.

Cet état de choses se fût sans doute prolongé, sans plus
d'avenir, quand arriva à l'Ecole vétérinaire de Toulouse un
événement considérable. Sagement commenté, cet événement aurait acquis une importance capitale en donnant enfin
le mot de l'énigme embarrassante léguée à notre génération
par Jenner; mais sa discussion ne servit, comme on le verra,
qu'à mettre sur la voie de la découverte. Le 30 avril 1860,
M. Lafosse montrait à ses élèves une jument malade depuis
une dizaine de jours, qui portait des pustules aux membres
et aux lèvres. M. Lafosse insista sur l'envahissement de la
muqueuse labiale, comme élément important du diagnostic
différentiel de la maladie de cette jument et des eaux-aux-
jambes. A peu de temps de là, il fut possible d'étudier cette
maladie sur un grand nombre de sujets, une épizootie s'étant
abattue sur l'espèce chevaline, à Rieumes, près de Toulouse,
qui permit à M. Sarrans, vétérinaire, d'observer plus de cent
bêtes atteintes par l'affection. Dès le 25 avril, M. Lafosse avait
pressenti qu'il avait sous les yeux la maladie vaccinogène du
cheval, et commencé une série d'expériences avec le liquide

recueilli au paturon de la jument qui fit l'objet de sa disser-
tation clinique, et qui appartenait à M. de Corail, propriétaire à Rieumes; ce liquide fut inséré à chaque trayon d'une
vache. Le 30 avril, l'inoculation fut tentée de nouveau sur la
même génisse, qui s'était débattue vivement lors du premier
essai. Le 3 mai on constatait cinq pustules semblables à celles
du cow-pox. Une commission fut chargée par M. le préfet de
la Haute-Garonne d'examiner les faits et de continuer les
expériences. Le professeur Lafosse, à qui incomba naturelle-
ment la tâche de faire le compte-rendu des résultats obtenus
sur les animaux, se résume ainsi, dans le rapport à M. le
préfet (1) : « 1° L'espèce chevaline est sujette à une maladie
fébrile pustuleuse, très-distincte des eaux-aux-jambes, et
dont les lésions locales se produisent principalement à la
partie inférieure des membres. 2° Cette maladie jouit de la
propriété contagieuse.

« Il en résulte très-positivement :

« 1° Que cette même maladie, inoculée à la vache, produit
une maladie d'apparence vaccinale chez cette dernière;

« 2° Que la maladie ainsi engendrée, transmise à l'espèce
humaine, comme on le verra plus loin, peut être communiquée de cette espèce à la jument;

« 3° Qu'elle préserve les animaux qui en ont été atteints
par inoculation, mais pour un temps qui n'est pas encore déterminé, soit de la vaccine, soit de son propre virus, après
que ce dernier a traversé des organismes de diverses espèces. »

D'autre part, M. le Dr Cayrel, conservateur du vaccin à
Toulouse, membre de la commission, chargé de la partie du

_____

(1) Rapport à M. Boselli, préfet de la Haute-Garonne, au nom de la
commission du cow-pox (1860).

rapport relative aux expériences faites sur l'espèce humaine, après avoir constaté la ressemblance de ce cow-pox d'origine équine avec l'autre cow-pox, notamment celui que M. Bousquet observa en 1836 à Passy, termine son travail en ces termes :

« En résumant nos expériences et les observations qui les accompagnent, nous sommes fondé à conclure : que le virus puisé sur les deux vaches présentées par M. Lafosse, et provenant de la maladie pustuleuse d'une jument, est bien le vrai cow-pox ; que l'exactitude de cette conclusion est basée : 1° sur les nombreuses vaccinations pour lesquelles nous l'avons employé, vaccinations qui ont toujours fourni des pustules du plus bel aspect ; 2° sur les revaccinations faites à son aide, et qui ont donné des résultats que nous n'avons jamais obtenus avec l'ancien vaccin, dont on s'accorde à reconnaître l'affaiblissement ; 3° sur la faculté préservatrice réciproque de ce cow-pox et du vaccin ordinaire ; 4° sur l'inefficacité des revaccinations faites à titre de contre-épreuve, sur les individus vaccinés avec le nouveau cow-pox ; 5° sur l'inoculation du cheval avec du virus puisé sur des enfants vaccinés au moyen du cow-pox récemment engendré, et réciproquement de l'enfant par les pustules produites sur le cheval ; 6° sur la marche de ce nouveau cow-pox, parfaitement semblable à celle qu'ont décrite ceux qui ont observé les premiers cas de cette maladie. »

Ces conclusions étaient bien faites, en y joignant la lecture du rapport, pour persuader les esprits non prévenus et démontrer l'erreur des expérimentateurs. Fatalement, ces derniers avaient dû échouer en inoculant le grease, et les succès ne devaient être attribués qu'à la transmission de ce que M. Lafosse venait d'appeler la *maladie pustuleuse vaccinogène spontanée*. Les rapporteurs n'eurent pas cependant la bonne fortune de voir leur opinion aussi aisément acceptée ; on leur accorda seulement, sans renoncer à l'espoir de produire la vaccine à l'aide des eaux-aux-jambes, que M. Lafosse avait découvert chez le cheval une autre affection vaccinogène. Cette maladie fut décrite pour la première fois par M. Sarrans qui avait suivi toute l'épizootie de Rieumes ; il n'insista pas assez sur la forme de l'éruption pour que je reproduise, ainsi que je l'aurais désiré, l'esquisse qu'il en a donnée.

Ces faits eurent dans le monde médical un grand retentissement ; l'Académie de médecine dut examiner la cause et juger les effets du virus équin. M. Bousquet (1) fit son rapport dans la séance du 20 mai 1862 ; il admit franchement l'efficacité du virus du cheval, car à propos des sujets de l'expérimentation, il dit : « Les nouveaux inoculés ont été vaccinés avec le vaccin en usage et nul n'en a souffert ; ils auraient offert, soyez-en sûrs, la même résistance à la variole, car la vaccine s'exclut comme elle exclut la variole. » Il le considéra même comme plus actif que le vaccin humain, se basant sur des expériences faites sur des vaches avec ces deux matières virulentes : « Nous avons vacciné 12 vaches ou génisses et nous avons produit la vaccine sur toutes ; il est inutile de rappeler ici les motifs de ces expériences ; il suffit qu'on sache que toutes ces vaches nous ont rendu le vaccin comme il leur avait été donné, ni plus ni moins actif ; au lieu que le virus pris aux paturons de la jument de M. de Corail a produit des pustules de beaucoup supérieures à celles du vaccin ordinaire : à l'œuvre on connaît l'ouvrier ; à la qualité du fruit on connaît l'arbre. » Une discussion s'éleva au sein de l'Académie sur le rapport de M. Bousquet, mais bien que Renault eût ajouté tout le poids de son autorité scientifique aux vues de M. Lafosse, cette discussion n'eut pour résultat

(1) Bulletin de l'Académie de médecine, t. XXVII ; 1861-1862.

important que de constater la possibilité de développer la vaccine avec la matière sécrétée chez le cheval dans une maladie autre que le grease.

C'était néanmoins un grand pas fait vers la vérité, cela traçait la voie aux observateurs.

M. Henri Bouley, qui avait pris part à la discusion et qui ne rejetait pas l'idée de la pluralité des sources équines de la vaccine, se mit à l'œuvre. Enfin, le 23 juin 1863, il annonçait à l'Académie de médecine qu'il avait déterminé, sur une vache, des pustules qu'on ne pouvait différencier de celles du cow-pox, avec le liquide pris dans des vésicules rosées des muqueuses labiale, gingivale, linguale et palatine d'un cheval. Les pustules de la vache avaient donné de quoi vacciner avec succès un enfant et trois élèves de l'École d'Alfort. Dans la séance suivante, le 30 juin, M. H. Bouley lut un mémoire sur le fait dont il avait entretenu la Société quelques jours auparavant. Il indiqua dans quelles conditions se trouvait le cheval lorsqu'il fut amené à sa clinique, rappela les inoculations faites sur les sujets qu'il avait présentés, et dit de plus qu'il avait de la même façon reproduit la maladie chez un autre cheval, mais qu'il n'avait osé essayer l'insertion immédiate du virus équin sur l'homme, parce qu'il craignait l'existence du farcin chez l'animal. M. Bouley, examinant ensuite le cas pathologique du cheval, conclut à la présence chez lui d'une stomatite aphtheuse ou d'herpès phlycténoïde. La communication du professeur vétérinaire produisit une grande émotion dans l'assemblée; elle devait plus tard amener une mémorable discussion (1). Les circonstances se prêtèrent fort heureusement à la faire naître : une épizootie se manifesta à Alfort, et de nouveaux sujets vinrent se présenter à l'obser-

____

(1) Bulletin de l'Académie de médecine.

vation. M. H. Bouley put montrer ces cas à plusieurs médecins, entre autres à M. Depaul, qui prit un intérêt tout particulier à cet événement. Mis à même de suivre l'épizootie dans
toutes ses phases, M. Depaul put se livrer à l'expérimentation dans des conditions très-favorables; tout ce qui facilitait
son investigation fut, par les soins du professeur de clinique
d'Alfort, disposé avec un empressement qui montrait com-
bien était grand son désir d'arriver à la vérité. C'est ainsi
que M. Depaul remarqua que l'éruption dite vésiculeuse par
M. Bouley était une éruption pustuleuse, et qu'habituellement, au lieu de se limiter aux muqueuses de la bouche
comme dans le cas observé par M. H. Bouley, elle était générale. Il donna de la maladie une description semblable à
celle que M. Sarrans avait faite de la maladie pustuleuse
vaccinogène spontanée, mais plus complète cependant en
ce qu'elle porte surtout sur la forme des pustules. M. Depaul
put d'autant mieux les décrire qu'il les avait, paraît-il, observées déjà sur deux chevaux que Prangé, vétérinaire très-
regretté, lui avait montrés peu de temps après la discussion
sur les faits de Toulouse et de Rieumes.

Il fut dès lors bien avéré que M. H. Bouley avait fait
fausse route et que la maladie qu'on venait de voir à Alfort
était semblable à celle qui avait sévi à Rieumes. M. H. Bouley
se rendit avec la plus entière bonne foi à l'évidence des faits.
Il reconnut devant l'Académie, dans la séance du 17 novembre
1863, l'erreur qu'il avait commise, erreur où il avait été
entraîné par la localisation de l'éruption et la forme même
des pustules; ces dernières en effet n'ont pas sur les muqueuses les mêmes caractères que sur la peau. On sait qu'il
en est ainsi pour les pustules de la variole sur les muqueuses
de l'homme. Les membres de l'Académie furent d'ailleurs
édifiés sur les caractères de la maladie, grâce à l'obligeance

de M. Rufz de Lavison, qui présenta à ses collègues des chevaux du Jardin d'acclimatation sur lesquels il avait autorisé M. le Dr Auzias-Turenne et M. Mathieu, vétérinaire, à faire des inoculations avec le virus provenant d'Alfort. M. H. Bouley, tout en regrettant que M. Depaul ne lui eût pas laissé la satisfaction de dire spontanément comment il avait égaré le diagnostic de cette affection, profita de l'aveu qu'il fit aussi complet que possible de sa faute, pour montrer la marche des errements de ses prédécesseurs. J'admets sans restriction avec M. Bouley, que toutes les fois qu'on a cru inoculer la maladie vaccinogène avec la matière des eaux-aux-jambes ou du javart, c'est qu'il y a eu erreur de diagnostic ou concomitance de cette maladie vaccinogène avec le sore-heels qu'on croyait exister seul.

Je ne puis suivre ici la discussion académique dans toutes ses phases ; il me suffit d'avoir démontré comment les faits de Toulouse et d'Alfort sont venus donner raison à l'opinion que Jenner avait formulée. J'ajouterai seulement que c'est à M. le professeur H. Bouley que revient l'honneur d'avoir définitivement établi l'existence de la maladie vaccinogène du cheval et de lui avoir heureusement donné le nom de horse-pox.

M. Depaul, dans la description qu'il a donnée de cette maladie, lui reconnaît, comme M. Sarrans, trois périodes ; je résumerai ici ce qu'il en a dit à l'Académie de médecine. La première période ou d'invasion a une durée moyenne de trois jours ; le mouvement fébrile qui la caractérise est presque nul quand l'animal a été inoculé.

La deuxième période, dite d'éruption, offre, dans les cas d'épizootie, une généralisation de l'éruption, dès le début, sur tous les points de la surface cutanée ; très-rarement cependant elle arrive à la confluence qu'on rencontre parfois dans la variole ; c'est surtout vers les extrémités et les muqueuses qu'il faut rechercher les boutons, particulièrement là où les poils sont rares et la peau fine.

Les boutons naissent à la place de points rouges qui deviennent saillants, mais s'aplatissent bientôt et s'ombiliquent au centre ; ils ont tout leur développement du septième au huitième jour, et sont alors de la dimension d'une grosse lentille. La saillie qu'ils forment au-dessus du niveau de la peau se sent facilement au toucher, à cause de sa dureté très-grande. Quand le pigment est noir, il est difficile de les bien voir ; autrement ils sont d'un blanc grisâtre. Leur structure est celle des pustules de la variole : l'épiderme épaissi n'est pas séparé complétement du derme, il lui adhère surtout au centre ; à la circonférence il y a de nombreux filaments qui paraissent former des cellules multiples, ce qui devient facile à constater quand on les ouvre horizontalement avec une lancette. Si on les ouvre vers leur huitième jour, il en sort un liquide séreux, légèrement citrin et visqueux. Les pustules des muqueuses ont l'apparence vésiculaire.

La troisième période, période de dessiccation, commence le neuvième, dixième ou onzième jour ; le liquide, qui est devenu purulent, se dessèche et des croûtes se forment. C'est généralement du quinzième au vingtième jour que ces croûtes tombent pour laisser paraître des petites cicatrices blanchâtres peu profondes. M. Sarrans, dans sa description, signale l'engorgement des membres qui disparaît généralement, dit-il, avec le suintement fétide et sanieux qui se produit dans le pli du paturon durant la seconde période de la maladie et qui persiste environ huit jours. Il a remarqué que les cicatrices étaient assez fréquemment indélébiles. La commission de Lyon a vu les choses à peu près comme M. Sarrans ; rarement elle a pu constater le développement parfait des pustules, ce qui a contribué à faire penser aux rapporteurs, puisque cela venait s'ajouter à ce qu'ils avaient observé dans leurs expériences, que la vache plus que le cheval était apte à la production de la maladie, et que probablement elle était le terrain d'origine de la vaccine.

§ II. — *Sources faussement attribuées à la vaccine.*

Des maladies très-différentes ont été faussement considérées comme pouvant produire la vaccine. Parmi ces affections, il en est deux dont la nature prêtait extraordinairement à cette opinion qu'on avait d'elles, ce sont en effet des fièvres éruptives qui offrent des périodes dont l'ordre rappelle la marche de la vaccine et qui sont également contagieuses, ce sont la clavelée et la fièvre aphtheuse. Les autres maladies qui ont été confondues avec les sources certaines de la vaccine sont celles qui ont été rangées, faute d'une attention soutenue et d'une étude sérieuse, dans ce groupe que les observateurs ont fait de ce que Jenner, d'après les hippiâtres anglais, avait appelé sore-heels (mal des talons). Je diviserai ce paragraphe en trois articles : *A.* Clavelée, *B.* Fièvre aphtheuse, *C.* Sore-heels.

A. — *Clavelée.*

Quelques médecins ont admis comme analogue du cow-pox et du horse-pox, une maladie de l'espèce ovine qui présente des caractères propres à permettre ce rapprochement. Depuis longtemps cette affection était considérée comme la petite vérole des moutons; il était logique que ceux qui avaient sur le cow-pox et le horse-pow une semblable opinion fissent entrer la clavelée dans le même groupe. C'est en effet une fièvre éruptive très-contagieuse, et que caractérisent des pustules semblables, à première vue, aux pustules vaccinales. Je dirai d'abord l'histoire de la maladie du mouton, et je chercherai ensuite ce qu'il peut y avoir de réel dans l'analogie qu'on lui accorde avec la vaccine.

Comme cette affection revêt habituellement la forme enzootique et épizootique, que sa terminaison est souvent fatale, elle a beaucoup occupé les vétérinaires et les agriculteurs; aussi la trouve-t-on désignée sous des noms divers, les uns tirés d'un même radical *clavus*, à cause de la ressemblance des pustules avec des têtes de clous, tels : claveau, clavelée, claviau, clavelin, clavelade, clavelle, et, par corruption, glaviau, glavelle, clousiau, cloubiau ; les autres, produits par son analogie apparente avec la variole et la vaccine, tels : variole, vérole, vérolin, variolin, picote, picotin, etc. En général, on lui donne aujourd'hui le nom de clavelée, et l'on réserve le nom de claveau pour désigner la matière virulente des pustules. L'inoculation prophylactique du claveau s'appelle clavelisation.

On distingue dans la clavelée régulière cinq périodes. La première, dite d'incubation, a une durée moyenne de douze à quinze jours; elle est d'ailleurs moins longue dans la clavelée inoculée. La période d'invasion qui lui succède et qui dure de trois à six jours, est caractérisée par l'abattement de l'animal; il y a anorexie, roideur des membres, douleur des lombes à la pression ; il se manifeste un mouvement fébrile plus violent chez les adultes que chez les agneaux; puis, on voit apparaître des petits points rouges sur les parties dépourvues de laine : c'est le début de la troisième période dite d'éruption. Pendant trois ou quatre jours, ces taches grandissent, et on constate par le toucher qu'il se forme des nodosités qui, arrivées à leur complet développement, ont la forme hémisphérique légèrement aplatie, sans dépression comme sans élevure au centre, pas plus qu'elles ne sont entourées d'une auréole rouge sur la peau (1) ainsi que presque tous les auteurs l'ont écrit. Pendant les quatre, cinq ou six jours que dure cette période, la fièvre diminue et tombe, mais pour se manifester de nouveau au moment où le liquide se forme dans les pustules. Ainsi commence la quatrième période ; presque aussitôt, la pustule, moins douloureuse à sa base, s'affaisse, elle a une teinte blanc grisâtre ; une pellicule blanche formée par l'épiderme imbibé de sérosité la recouvre. On ne peut bien juger de la couleur qu'après avoir enlevé la couche de suint qui souvent lui fait prendre une teinte différente. Le contenu de la pustule est un liquide d'une grande limpidité, généralement jaunâtre ou même rousseâtre : c'est le claveau, véhicule du virus claveleux. Ce liquide reste clair deux ou trois jours, après lesquels il se trouble, s'épaissit et devient puriforme, en même temps qu'il se concrète assez pour remplacer la pustule par une croûte adhérente. La période de sécrétion est terminée ; elle cède la place à la dessiccation ou desquamation, qui est la dernière période de la maladie ; avec elle disparaissent quelques symptômes généraux qui s'étaient produits en même temps que le liquide de sécrétion devenait purulent : les pustules se résorbent complétement, et les croûtes tombent.

La clavelée n'atteint les moutons qu'une fois ; sauf quelques cas très-rares, on peut affirmer que l'animal qui en a été frappé jouira désormais d'une immunité complète. De plus, on a observé que, lorsque l'inoculation avait déterminé la clavelée, l'animal était moins gravement malade, et que la durée de la maladie était très-notablement diminuée. Ces con-

(1) Nouveau Dictionnaire de médecine vétérinaire.

sidérations ont déterminé les vétérinaires à recommander l'emploi de la méthode prophylactique appelée clavelisation, remarquant d'ailleurs que le passage du virus à travers l'économie de plusieurs individus l'atténuait assez pour qu'il ne déterminât plus chez ceux où on l'insérait qu'une affection bénigne. Cette pratique a sans doute été inspirée par la variolisation, qui était fort en usage lorsque, vers 1760, on commença à se préoccuper de l'emploi préservatif du claveau. Lorsque la vaccine fut connue, il vint, grâce à l'analogie qu'on signalait entre la clavelée et la petite vérole de l'homme, l'idée de substituer la vaccination à la clavelisation : de nombreuses tentatives furent faites. L'opération réussit généralement, et amena les résultats que recherchaient les expérimentateurs, si toutefois on considère comme probants les faits que rapportent Alibert, Teissier, Valois, Husson et Liénard ; ils eurent en effet la satisfaction de soumettre leurs moutons vaccinés à une série d'épreuves dont ils sortirent sans prendre la clavelée. Malheureusement, à côté de ces réussites, il faut enregistrer un grand nombre d'insuccès, particulièrement les cas relatés par Voisin, et dont Chaussier et Landré-Beauvais furent les témoins. En effet, tous les moutons auxquels Voisin avait inoculé la vaccine prirent la clavelée avec toutes ses phases ; le seul avantage qu'il parut obtenir fut que la maladie se présenta sous une forme plus bénigne.

Gohier et Verrier eurent des insuccès complets, et M. Husson, paraît-il, rencontra quelques faits qui modifièrent singulièrement son opinion sur la constance de l'action du vaccin.

Hurtrel d'Arboval, à qui l'on doit le travail le plus complet qui ait été fait sur la clavelée (1), a supputé le nombre de

(1) Traité de la clavelée, de la vaccination et de la clavelisation des bêtes à laine.

succès et d'insuccès de la vaccine sur les moutons, constatés dans les expériences qui sont arrivées à sa connaissance : sur 1523 bêtes à laine vaccinées, 1340 l'ont été avec succès. Puis abordant la question au point de vue de la clavelée, il montre que, sur les 1340 moutons dûment vaccinés, 429 seulement ont subi des contre-épreuves, et que parmi ces derniers la clavelée reprit toute son action sur 308. Ce chiffre considérable est bien fait pour amener le doute sur l'utilité de la vaccine dans la prophylaxie de la clavelée. Tous ces animaux avaient été vaccinés avec le vaccin humain, considéré comme atténué déjà. On pourrait objecter que la matière du cow-pox donnerait des résultats plus certains, mais j'ai dit déjà que l'espèce ovine était très-peu vaccinifère et que le cow-pox même n'avait sur elle qu'une action peu satisfaisante. Il est donc probable que la clavelée et la vaccine ne sont pas des maladies identiques, contrairement à l'opinion de Sacco, si vivement défendue par M. Depaul. Ne serait-il pas étrange d'ailleurs que cette maladie, au moins aussi contagieuse que la vaccine, n'ait pas agi comme elle si elle lui était aussi semblable; nulle part on ne trouve cité un seul cas de communication au berger, alors que nous avons vu le cow-pox et le horse-pox atteindre l'homme si fréquemment. Jouvencel signale ce fait à propos d'un berger de 14 ans, qui, n'ayant jamais eu la petite vérole, soigna un troupeau où régnait la clavelée sans rien éprouver, bien que sur 60 malades il en eût chaque jour pansé un certain nombre. Trois ans plus tard, il eut une variole confluente. Sacco rapporte cependant qu'il a déterminé la clavelée chez l'homme et en a fait le point de départ de vaccinations légitimes. Depuis, on a bien des fois tenté cette même expérience, mais sans succès.

Je ne voulais pas me hâter de conclure surtout en présence de ce fait singulier qu'on énonce d'une manière vague sans l'appuyer sur des preuves, savoir que si la vaccine ne préserve pas l'espèce ovine de la clavelée, la clavelée, par contre, rend l'organisme du mouton inapte à développer des pustules vaccinales. Il me semblait que les faits que j'avais consignés ne pouvaient juger la question à cause de leur contradiction, et je m'étais promis de laisser un doute dans l'appréciation que j'avais à en faire, jusqu'à ce que de nouveaux matériaux aient été apportés par l'expérimentation. Je me décide cependant à rejeter la clavelée du groupe des sources de la vaccine pour affirmer qu'il y a eu erreur quand on a considéré comme une même maladie la vaccine et la clavelée ; je base mon opinion sur les dernières expériences de M. Leblanc, qui, je viens de l'apprendre, n'a pu, dans aucun cas et avec toutes les précautions nécessaires, inoculer la clavelée à d'autres animaux qu'au mouton, même à ceux qui sont essentiellement vaccinogènes. Je ne veux pas nier les observations qui avaient déterminé des savants à conclure d'une façon tout opposée, mais je me demande s'il n'y a pas là une erreur semblable à celle qui, pendant plus de soixante ans, a tenu en suspens l'opinion des médecins au sujet du grease. Ceci expliquerait comment on a pu dans certains cas considérer ce grease comme point de départ de la clavelée, tandis qu'il est logique maintenant d'admettre que si on a vu le mouton contaminé par le cheval, c'est qu'il a pris non plus la clavelée par contagium du grease mais bien une affection vaccinoïde par infection du horse-pox.

Je dois, avant d'en finir avec la clavelée, rappeler qu'il serait utile de faire, par voie d'expérimentation, l'étude de la maladie observée sur quelques animaux : chien, porc, lapin, dindon, oie, pigeon (vache et cheval), à laquelle on a donné le nom de clavelée ou de petite vérole, et d'en déterminer la nature. Je ne puis, dans mon travail, entrer dans les détails que nécessiterait la description de cette maladie, ou plutôt de ces maladies. Je me contenterai de rappeler que la clavelée ou petite vérole du dindon a été, pour quelques-uns, l'origine de celle du mouton. Mais outre que la maladie de l'espèce ovine était connue avant qu'on ait parlé de la clavelée du dindon, je ferai rémarquer que les moutons ne sont pas plus souvent malades dans les contrées où on élève beaucoup de poules d'Inde, et qu'ils le sont aussi fréquemment dans les campagnes où il n'y a pas de ces oiseaux. D'ailleurs, Hurtrel d'Arboval a essayé sans succès l'inoculation du claveau au dindon.

B. *Fièvre aphtheuse.* — La fièvre aphtheuse est une maladie éruptive qui attaque généralement les grands ruminants, quelquefois aussi les petits, et les chevaux ainsi que les porcs, mais plus rarement; on la dit épizootique et enzootique. Elle est caractérisée par le développement de petites ampoules ou phlyctènes dans la bouche, sur les lèvres, dans l'espace inter-digité, sur les mamelles et quelquefois sur les muqueuses du nez, du larynx et du pharynx. On lui a donné les noms les plus bizarres ; vulgairement appelée cocotte, on a été jusqu'à la désigner sous le nom d'exanthème stomato-digité. Hurtrel d'Arboval l'étudie sous le titre de maladie épidémique des ongles, tout en reconnaissant que ce nom, qui lui a été donné en Allemagne, n'est guère bien approprié. Comme les autres fièvres éruptives, la fièvre aphtheuse pré-sente des périodes bien limitées. La première, dite d'incuba-tion, est caractérisée par l'état de prostration des animaux et le développement de phénomènes fébriles, avec tension doulou-reuse vers les parties où se doivent montrer les phlyctènes; elle ne dure guère que de vingt-quatre à quarante-huit heu-res chez le gros bétail. La deuxième période commence immédiatement ensuite par la cessation du mouvement fébrile, en même temps que se produit l'éruption aphtheuse. Ces vésicules varient quant à leur grosseur, leur forme, leur étendue, leur couleur, selon le tissu sur lequel elles se sont développées. Dans la bouche, elles se trouvent surtout à la face interne de la lèvre supérieure ; sur la langue, on ne peut les distinguer que par les élevures qu'elles forment, car elles sont de même couleur que le tissu environnant. Sur les mamelles, elles sont ou disséminées ou confluentes, d'une couleur blanchâtre, arrondies quand elles sont isolées ; elles sont souvent entourées d'un cercle rougeâtre. Dans la troisième période, on voit ces vésicules se rompre et laisser à leur place une ulcération qui se couvre d'une croûte mince et noirâtre quand les aphthes occupent les parties extérieures du corps. C'est du huitième au dixième jour que commence la quatrième période ou de cicatrisation. Quelques auteurs ont cru voir une certaine analogie entre les vésicules de la fièvre aphtheuse et les pustules du cow-pox, et quelques médecins ont essayé d'inoculer à l'homme le liquide contenu dans ces vésicules. Ozanne rapporte que cela fut pratiqué en 1810, mais ce fut sans plus de réussite que n'en obtint Casper en 1834 sur un enfant qui n'avait pas été vacciné.

En 1839, MM. Bousquet et Rayer ne purent obtenir, dans un essai de ce genre, qu'une sorte d'éruption herpétique. M. Rayer, qui a étudié cette maladie en 1839, conclut nettement contre l'analogie de la fièvre aphtheuse et du cow-pox. Enfin, la commission de Lyon a complétement jeté le jour sur cette question en montrant que les animaux qui ont eu la fièvre aphtheuse reçoivent et développent parfaitement le cow-pox et réciproquement.

C. *Sore-heels*. — Sous ce titre de sore-heels, il faut grou-

per diverses maladies que les hippiâtres anglais confondaient
sous ce nom de mal des talons. A ce sujet, Jenner s'est
maintenu dans une grande réserve; il emploie toujours cette
expression mal définie : sore-heels, et ce n'est qu'en passant
qu'il écrit une seule fois le mot *grease*, dans ses recherches
sur les causes et les effets de la petite vérole des vaches. Sans
doute, c'est à dessein qu'il fit ainsi, et parce que les caractères
de la maladie dont il s'occupait étant mal tracés, ne lui
permettaient pas d'affirmer quelle était définitivement cette
maladie du cheval qui donnait la vaccine. Cette confusion a
duré longtemps, et l'on a été jusqu'à inoculer le farcin, le
pus du javart ou du crapaud, dans l'espérance de voir succéder à ces inoculations une éruption vaccinale. C'est pour cette
raison que j'ai assigné à ce dernier groupe des sources faussement attribuées à la vaccine, la dénomination de sore-heels.
Je ne m'occuperai cependant ici que d'une maladie de l'espèce chevaline qu'on a crue vaccinogène : je veux parler du
grease ou eaux-aux-jambes, car il me paraît bien inutile de
donner ici les caractères différentiels du farcin ou du javart
et du horse-pox. Je le ferai au contraire pour le grease, d'a-
bord parce que la confusion est beaucoup plus facile, ensuite
parce que c'est surtout cette maladie qui a donné le change
aux expérimentateurs et les a fait errer si longtemps dans
leurs recherches. Je n'entreprendrai pas de faire ressortir la
distinction établie par Loy entre le grease constitutionnel et la
maladie telle qu'elle se présente ordinairement; j'indiquerai
seulement ce qui est utile à connaître maintenant que j'ai
parlé du horse-pox, c'est-à-dire les caractères et la marche
des eaux-aux-jambes.

Lorsque le cheval est atteint de cette maladie, on voit d'a-
bord les membres qui en seront le siége présenter un engorgement considérable, surtout dans le pli du paturon et la face

postérieure du boulet. Il y a en même temps de la chaleur, de la douleur et aussi du prurit, car l'animal cherche à frotter la région. C'est à ce moment que la fièvre apparaît dans la majorité des cas. Les poils de la région engorgée sont hérissés et humectés d'un liquide blanchâtre extrêmement abondant, fourni par des vésicules transparentes sous-épidermiques ordinairement très-petites. Ces vésicules une fois ouvertes font place à une surface rouge chagrinée qui continue à donner un liquide séreux et fétide.

C'est là la première période de la maladie; sa durée, qui est en général de trois semaines, peut atteindre plusieurs mois. Dans la seconde période, qui ne se produit pas toujours, la sécrétion se modifie en même temps que l'engorgement augmente beaucoup; on ne voit plus se former ce liquide transparent et limpide; il devient au contraire plus épais, grisâtre ou verdâtre; il agglutine les poils et par son âcreté est une cause d'entretien de la maladie. Si cet état se prolonge, on voit la peau s'épaissir et se crevasser; tout exercice devient impossible à l'animal. Arrive alors la troisième période avec sécrétion d'une matière purulente sanieuse et d'une odeur des plus repoussantes. Ce qui la caractérise surtout, c'est la formation de tubercules de la grosseur d'un grain de groseille qui augmentant de volume forment ces excroissances charnues, mamelonnées, rouges et généralement pédonculées qu'on désigne sous les noms de fics, grappes ou verrues. Ce sont ces verrues et l'épaississement concomitant de la peau qui ont fait comparer les eaux-aux-jambes au frambœsia de l'homme. Je n'ai jamais eu l'occasion de voir le pian, je n'ai donc pu me rendre compte de la valeur de ce rapprochement : mais il est une maladie que M. Hardy appelle le lichen hypertrophique, dans laquelle j'ai vu des sortes de verrues assez semblables, à mon avis, aux fics produits dans les eaux-aux-jambes. Quelques vétérinaires ont pensé que les eaux-aux-jambes se rapprochaient beaucoup de l'eczéma; or, ce lichen hypertrophique de M. Hardy est la manifestation ultime de l'eczéma, comme les fics sont dans le grease l'exagération de l'irritation de la peau. Lorsque le grease revêt la forme chronique, les caractères sont les mêmes que ceux que j'ai indiqués, mais sans persistance de l'état fébrile, et les périodes durent beaucoup plus longtemps.

Je n'ai pas à revenir ici sur les expériences d'inoculation de la matière des eaux-aux-jambes; j'ai dit ce qu'il importait d'en savoir, à propos du horse-pox.

CHAPITRE III.

VACCINE ET VARIOLE.

Après avoir examiné dans le chapitre précédent quelles étaient, chez les animaux, les maladies qui donnaient la vaccine à l'homme, il me reste à établir le parallèle entre la variole et la vaccine, tant celle des animaux que celle de l'homme, Ces maladies sont-elles identiques, sont-elles seulement analogues?

Avant de discuter cette question doctrinale, je vais rechercher dans quel sens sa solution présente un intérêt pratique. A ce point de vue, on ne saurait attacher d'importance qu'au choix à faire entre les deux méthodes prophylactiques : la vaccination et la variolisation ou variolation. En effet, si les deux maladies sont identiques, la bénignité du procédé sera secondaire, car la vaccine pourra revenir sur l'homme au type primitif la variole. Il faudra donc, sans hésitation, donner la préférence à la méthode la plus sûre, c'est-à-dire à la variolisation.

On cherchera nonobstant à la rendre moins dangereuse par l'inoculation médiate selon la pratique de M. Ceely et de M. Thielé qui cultivent le virus variolique sur la vache. Telle du moins paraît être la voie la meilleure pour arriver à de bons résultats préservatifs tout en restant dans des conditions d'innocuité parfaite. Mais, si par ce procédé on arrive, comme le prétendent les deux expérimentateurs que je viens de citer, à produire le cow-pox chez la vache, et cela doit être si vaccine et variole sont une seule et même chose, à quoi bon se donner tant de mal ! N'est-il pas en pratique beaucoup plus facile, si l'on tient à prendre le vaccin sur la vache, et de l'y entretenir comme l'a fait M. Lanoix sans passer par les difficultés que présente la culture du virus variolique ? Et ce n'est vraiment pas autre chose que du vaccin qu'on doit recueillir, car il ne me paraît pas qu'on puisse sortir des termes de ce dilemme : ou le virus variolique,— en admettant son action sur l'espèce bovine, — développe chez la vache la variole et se reproduit virus variolique, amoindri j'y consens, mais avec le caractère infectieux qui lui est inhérent, puis reporté sur l'homme y fait naître la variole contagieuse par virus volatil ; ou bien il se reproduit sans ce caractère : il devient alors vaccin et a dû donner le cow-pox à la vache.

Comment, dans le premier cas, oser soutenir l'identité des deux maladies ? Comment, dans le second cas, prétendre qu'on peut disposer d'une méthode prophylactique de la variole, plus sûre que la méthode jennérienne puisqu'en réalité ce n'est plus de la variolisation qu'on fait, mais bien de la vaccination ? Pour moi, ce serait jouer sur les mots et je ne crois pas qu'on puisse voir là quoi que ce soit dont la pratique ait à tirer le moindre bon parti.

Que si au contraire les deux maladies sont seulement analogues, il est certain qu'on doit employer le procédé le moins dangereux. On inoculera la vaccine puisqu'il n'y aura jamais à craindre le retour à la variole et que l'éruption qu'on fera naître ne pourra en aucun cas devenir un foyer d'infection. D'ailleurs, si cette méthode est moins efficace à protéger pour toujours, on a les revaccinations pour suppléer à ce défaut. Mon avis est donc que le praticien devra toujours avoir recours à la vaccination, réservant l'emploi du virus variolique pour le jour où toute trace de vaccin disparaîtrait ou du moins pour des situations d'urgence.

Il me faut encore m'arrêter sur quelques remarques nécessaires, je crois, à la clarté de la discussion que je me propose. Quand on observe les effets produits par le vaccin sur l'homme, on est frappé, en dehors de l'identité des phénomènes prochains de l'inoculation, de la singulière influence de l'organisme humain sur le caractère infectieux de la maladie. L'homme ne peut contracter et communiquer la vaccine que par inoculation ; la vache au contraire, dit-on, peut prendre de ses congénères et leur donner la maladie par infection (1). Y a-t-il donc dans le vaccin certaines parties qui ne peuvent germer sur l'organisme humain, ou ce virus est-il modifié jusqu'à perdre, sans pouvoir jamais la recouvrer, et cela dès qu'il a passé chez l'homme, quelqu'une de ses propriétés? La première hypothèse me semble exprimer la vérité ; quant à la seconde, si elle était vérifiée, elle serait une preuve de la métamorphose des virus sous l'influence des organismes différents. Pour l'établir, il faut procéder par voie d'expérimentation, et la tentative qui s'offre de suite à l'esprit est l'inoculation du vaccin humain à la vache, son terrain de prédilection. Si la vaccine se reproduit dans l'espèce bovine avec

---

(1) La commission de Lyon ne croit pas que le cow-pox soit contagieux par virus volatil, pas plus que la vaccine humaine. Hurtrel d'Arboval était aussi de cet avis.

son type primitif et tous ses caractères, c'est que le virus n'a rien perdu, sinon il a subi une modification dans son essence propre.

Il y a longtemps qu'on a fait cet essai, et paraît-il, on n'a pas réussi dans le principe. M. Bousquet a pu faire naître à coup sûr la vaccine chez la vache par ce moyen, mais avec ce qu'il appelait en 1836 le vaccin nouveau ; il dit s'être assuré en même temps que le cow-pox ainsi obtenu va s'affaiblissant, et qu'après un certain nombre de générations il doit devenir insignifiant. Telle n'est pas l'opinion de la commission de Lyon. Ses rapporteurs disent au contraire qu'il a été constaté que le vaccin se régénérait par sa culture sur l'espèce bovine, puisque généralement les pustules de seconde génération étaient plus belles que celles qu'avait déterminées l'inoculation immédiate du vaccin humain, et que ce virus agissait sûrement quelle que fût la longueur de son séjour sur l'homme.

Cela vient à l'appui de la première des hypothèses que j'ai formulées plus haut, puisque la vaccine retourne à son type primitif. Mais les travaux de la commission de Lyon ne mènent pas à une conclusion aussi nette quant à ce qui est de l'intégrité de certains caractères du cow-pox lorsqu'il est d'origine humaine. Ils montrent que cette vaccine ne présente pas la généralisation de l'éruption, et que d'ailleurs elle paraît n'être plus contagieuse comme le cow-pox spontané. Cette dernière proposition bien démontrée ne serait cependant pas en faveur de la transformation possible du virus par son passage chez l'homme, car les conclusions du rapport de la commission donnent comme certain que ce caractère négatif appartient aussi bien au cow-pox inoculé de la vache à la vache. Sans sortir de l'espèce bovine, le virus subirait donc une sorte d'épuisement et le cow-pox inoculé à la vache

serait, comme le cow-pox inoculé à l'homme, une vaccine atténuée par le fait même de l'inoculation. Mon avis est qu'on ne
doit pas s'en rapporter à cette assertion ; il se pourrait que dans
ces deux circonstances le contraire fût la vérité. A ce propos, je
crois devoir rappeler que si, par exemple, dix faits bien certifiés de contagion peuvent prouver qu'une maladie est contagieuse par virus volatil, la réciproque n'est pas vraie, et que la
non-contagiosité d'une affection ne ressort pas de ce que dans
dix cas on n'en a pas observé la transmission par infection. Il
y a là un desideratum qui appelle l'expérimentation.

Une lacune de même ordre reste à combler dans l'histoire
du horse-pox. Ce dernier inoculé à l'homme et reporté ensuite
sur le cheval reprend-il tous les caractères qu'il a lorsqu'il
naît spontanément dans l'espèce équine? Il faudra du temps
et de grandes précautions pour arriver à la solution de ce
problème. La commission de Lyon affirme que le cow-pox
s'atténue d'une façon très-sensible sur le cheval, plus peut-
être que sur l'homme.

Il résulte de ce que je viens de dire qu'il sera logique de
prendre pour type de la vaccine celle de la vache, puisque
celle de l'homme est comme amoindrie ; si donc j'arrive à
prouver que la variole et le cow-pox ne sont pas identiques,
la preuve sera faite *a fortiori* pour la vaccine humaine.

Je ne discuterai pas par conséquent les faits d'évolution
simultanée de la variole et de la vaccine observés chez l'homme ;
ces faits contiennent d'ailleurs quelque chose qui nous échappe
et ne peuvent rien appuyer : il n'est pas possible de dire à
quel moment précis l'économie est suffisamment dominée par
l'action virulente pour acquérir l'immunité qui démontre l'antagonisme, car ce moment doit différer pour chaque individu.

J'arrive enfin à la question que j'ai posée en tête de ce
chapitre.

Peut-être, pour comparer la vaccine animale à la variole, devrais-je étudier cette dernière maladie; mais, outre qu'elle est bien connue et que je ne pourrais d'ailleurs en donner qu'une description très-écourtée, les caractères objectifs de cette fièvre éruptive n'aident en rien la réfutation que j'ai à faire de son identité avec la vaccine. J'admets au contraire, sans redouter la gravité de cet argument, que les caractères physiques sont tout en faveur de l'identité. Les symptômes généraux, la forme et la marche de l'éruption pustuleuse garantissent suffisamment la ressemblance parfaite avec la vaccine animale, si l'on n'a pas la possibilité de fournir des preuves contre cette complète similitude, à l'aide d'un tout autre ordre de considérations.

Je me contenterai, et cela suffit amplement, de comparer les effets des deux virus sur des sujets d'une même espèce, mais dans ces deux circonstances : après inoculation immédiate, après inoculation médiate; et je le ferai pour plusieurs espèces.

Chez l'homme, lorsqu'on inocule le cow-pox, les manifestations extérieures sont locales, l'éruption se fait aux points d'insertion du virus seulement, et si parfois, comme on l'a dit, une éruption secondaire peut apparaître, elle est dans tous les cas très-discrète. Un très-grand nombre de médecins nient même qu'on l'ait observée, et d'autres ne voient dans ce fait qu'une auto-inoculation. Les phénomènes généraux ont ordinairement peu de valeur et la maladie n'est pas contagieuse médiatement. Ce qui singularise les pustules de cette origine de celles qui naissent du vaccin humain, c'est qu'elles se forment moins rapidement et sont plus étendues que ces dernières. Quand sur la vache on porte le cow-pox, il se produit, à la place des piqûres, des pustules caractéristiques d'une vaccine vraie, sans état général sérieux; habituellement tout se passe comme chez l'homme, d'après les conclusions de la commission de Lyon (1). Le cheval qui a reçu le cow-pox, prend la maladie avec la forme particulière qu'elle revêt chez les animaux solipèdes et qui diffère de la vaccine humaine et bovine, surtout par la façon dont se passent les périodes de sécrétion et de dessiccation. On n'observe pas le moindre mouvement fébrile.

Si maintenant on reprend la matière virulente provenant de l'inoculation du cow-pox sur l'homme et sur le cheval, pour la mettre en contact avec l'organisme de l'espèce bovine, la vaccine se refait, si je puis ainsi dire, sur les animaux de cette dernière espèce avec les mêmes apparences que lorsqu'on la communique de la vache à la vache.

J'ai à rechercher actuellement comment se comporte la variole dans des conditions parallèles d'expérimentation.

Quand on inocule la variole à l'homme, la règle est qu'après l'éruption locale il s'en manifeste une secondaire qui se montre aux lieux d'élection de la maladie gagnée par virus volatil et s'accompagne d'une évolution phénoménale quelquefois grave. Il semble qu'il y ait incubation et éruption locale, puis une nouvelle incubation suivie d'éruption générale. Cette seconde scène est ordinairement peu sérieuse, quelquefois même insignifiante, mais elle est réputée constante à cause du petit nombre relatif des observations où elle n'a pas

(1) Je me suis surtout appuyé, dans la rédaction de ce chapitre, sur les travaux de la commission de Lyon, qui représentent ce qui a été fourni de plus consciencieux et de plus complet sur la matière. J'ai pensé, pour n'être pas forcé d'entrer dans des détails trop étendus, à donner dans un tableau un résumé très-imparfait, il est vrai, du rapport de cette commission, mais qui indique dans quel esprit ces travaux ont été ordonnés. J'ai, de plus, fait ressortir en quelques mots, à la suite de chaque série d'expériences, les conséquences qu'on en peut tirer. (*Voir à la fin de ce travail.*)

été signalée. Elle peut d'ailleurs présenter des accidents in-
quiétants et même se terminer par la mort. Ce qui est très-
important à noter, c'est que la maladie ainsi transmise reste
contagieuse par infection.

Pour suivre la marche que je me suis imposée, il me faut
examiner ce que devient la variole communiquée par inoculation aux animaux. Mais tout d'abord se dresse à ce sujet
une question d'intérêt capital : la variole est-elle inoculable
aux animaux? Longtemps on a poursuivi la solution de ce
problème. Je ne reviendrai pas ici sur les tentatives faites dans
l'espèce ovine et qui paraissent être les premières expériences
exécutées dans le but d'éclairer ce point de médecine com-
parée. C'est d'ailleurs la transmission de la variole à la vache et au cheval que je dois seulement faire entrer dans le
cadre que je me suis tracé. Numann, professeur à l'École vétérinaire d'Utrecht, avait conclu de ses expériences que la
variole pouvait être portée dans l'espèce bovine et sur le cheval; Hamon, en 1826, arrivait à l'affirmation contraire; Coleman, Ring, Sacco, Steinbrenner, n'ont pas obtenu de résultats satisfaisants; MM. Fiard, Bousquet, Henri Bouley, ont
également vu échouer leurs efforts à reproduire la variole,
soit chez les bêtes à cornes, soit chez les solipèdes. D'autre
part, Thielé de Kasan, et Ceely en Angleterre, ont pu à coup
sûr, et dans un grand nombre de cas, faire naître la petite vérole chez la vache; ils croient même qu'ils ont ainsi déterminé
par métamorphose un cow-pox identique à celui d'origine animale puisqu'il a, selon eux, une action identique en tous points
quand on l'inocule à l'homme; Gassner les avait devancés; il
disait comme eux, en 1807. Je ne saurais en vérité comment
sortir de ces contradictions s'il me restait un doute sur les
conclusions de la commission de Lyon, car il ne m'a pas été
donné de voir par moi-même. J'ai cependant essayé d'inocu-

ler cette maladie à trois jeunes chevaux, à l'aide de la matière prise dans les pustules de deux femmes dont l'éruption était confluente et qui avaient été atteintes toutes deux pendant l'état puerpéral; mais, soit inhabileté de ma part, soit inaptitude des animaux, je n'ai pu constater d'effets plus marqués que si je les eusse piqués avec une lancette parfaitement propre et polie. Le rapport de la commission de Lyon est très-net sur les résultats qu'on obtient dans ces expériences; il affirme énergiquement la possibilité de la transmission de la variole humaine à la vache et au cheval, et il en appert que les expérimentateurs qui ont conclu négativement se sont laissé égarer dans leurs recherches par leur préoccupation à retrouver le cow-pox ou le horse-pox chez les animaux, tandis qu'il n'existait en réalité qu'une affection à lésions locales peu apparentes, à phénomènes généraux presque nuls.

Voici en effet ce qu'on observe chez le bœuf, dans les cas où la maladie est bien constatée : les phénomènes locaux se traduisent par de petites papules rouges qui commencent à se développer le deuxième jour après l'inoculation, et qui atteignent leur diamètre maximum de 4 millimètres le cinquième jour; elles sont à peine coniques, et portent au sommet, qui est plutôt le centre, la piqûre d'insertion, point où se forme une petite croûte noirâtre. Elles disparaissent complétement en douze jours. Il n'existe pas de phénomènes généraux; il n'y a ni fièvre, ni anorexie, ni éruption disséminée, ni anomalie dans les sécrétions. On n'arrive pas à propager la maladie dans l'espèce par des inoculations successives; dès la seconde génération l'action virulente paraît éteinte.

Le cheval semble plus apte au développement de la variole humaine. Vers le quatrième jour après l'introduction du virus, les points piqués sont douloureux à la pression, ils sont tuméfiés. Vers le huitième jour il existe des papules coniques de couleur rougeâtre, et qui portent une petite croûte au sommet; elles ont à la base une largeur qui varie de 1 centimètre à 1 centimètre et demi. Le neuvième jour, en enlevant la croûte, on fait sortir un liquide séreux très-peu abondant et qui ne se forme qu'au centre de la papule. Peu à peu la papule s'affaisse et disparaît comme par résorption, laissant une dernière trace de sa présence : la desquamation de l'épiderme qui la recouvre. En une vingtaine de jours tout est fini.

On n'observe pas plus de phénomènes généraux chez les solipèdes que chez les animaux de l'espèce bovine. On a remarqué, dans les essais de transmission de cette maladie du cheval au cheval, que très-rapidement il se produisait une atténuation importante, et qu'on arrivait vite à un résultat négatif.

Les faits que je viens de signaler semblent démontrer que la variole humaine est inoculable au bœuf et au cheval et que cette maladie ressemble peu au cow-pox et au horse-pox; mais les apparences ne suffisent pas, il faut prouver que c'est bien la variole et non la vaccine qu'on a fait naître par inoculation chez ces animaux. Je suivrai, pour faire cette preuve, la méthode que j'ai employée plus haut pour le cow-pox; de même que j'ai pris pour critérium l'éruption déterminée sur la vache par le vaccin après son passage chez l'homme et le cheval, je conclurai ici sur les résultats que donne le retour de la matière virulente des deux espèces animales à l'homme.

Après avoir raclé une papule de la variole d'une vache, et en avoir inoculé le liquide à un enfant, les expérimentateurs de Lyon ont vu une éruption locale qui a été suivie d'une éruption secondaire, presque confluente sur la face et le tronc, et qui s'est faite dans une période fébrile assez intense. Ils ont pu constater ensuite sur un autre enfant, à qui servit

la matière virulente du premier, une maladie identique ;
mais dans ce cas l'accident local a eu plus de force, tandis
que l'éruption générale, au contraire, a été moins remarquable. Pour ceux qui ont vu pratiquer en grand la variolisation sur l'homme, c'est bien la petite vérole qui s'est produite dans les cas que je viens de mentionner, mais il faut
une contre-épreuve pour édifier ceux qui prétendent que souvent la vaccine procède de la même façon. Cette contre-
épreuve, la commission de Lyon l'a faite, et elle manque aux
observations de Ceely, ce qui explique comment il affirme
avoir donné la vaccine aux enfants avec le virus variolique
cultivé sur la vache.

De visu il est bien difficile, en effet, de trancher la question ;
mais si le virus variolique implanté dans l'espèce bovine, pris
ensuite dans cette espèce et reporté sur l'homme lui donne la
vaccine, il devra certainement, quand on le reprendra dans
ces pustules vaccinales humaines, reproduire, chez la vache,
la vaccine et rien autre. Il n'y a pas de raison pour qu'il n'en
soit pas ainsi. Si, au contraire, lorsqu'en dernier lieu on le
rend à l'espèce bovine, il n'y détermine que des papules semblables aux papules primitives qu'a fait sortir ce virus variolique humain, c'est qu'il est resté ce qu'il était d'abord, malgré
son passage chez l'animal : c'est qu'il a bien évidemment causé
la variole chez l'homme après ce passage. Or, la commission
de Lyon n'hésite pas à affirmer que les choses doivent être
interprétées de cette sorte, car elle a obtenu, dans cette épreuve
ultime, la petite vérole, et non la vaccine, chez la vache.
Plus nets encore ont été les résultats obtenus chez le cheval.

L'ensemble de ces faits laisse encore quelques *desiderata* ;
j'ai eu le soin de les indiquer, mais cela ne change rien au
raisonnement qui me conduit à une conclusion. Je puis donc
dire qu'ainsi se trouve rempli le programme que la logique

m'imposait de suivre, avant de donner mon opinion sur la
question d'identité de la vaccine et de la variole. Je viens, en
effet, d'indiquer ce que produisent les virus du cow-pox et de
la variole sur l'homme, le bœuf, le cheval, dans ces deux circonstances, après inoculation immédiate et après inoculation
médiate.

Or, dans chaque espèce, chacune des maladies dont je m'occupe se reproduit identique à elle-même, quelles que soient
d'ailleurs les différences qu'on observe d'une espèce à l'autre
pour une même maladie : c'est donc que l'une et l'autre de
ces deux affections possèdent leur génie particulier et qu'elles
ne sont pas identiques par conséquent. De plus, comme je l'ai
dit au commencement de ce chapitre, il en résulte la non-
identité de la vaccine humaine et de la variole. Il m'eût été
plus difficile d'arriver à cette conclusion si je n'avais procédé
comme je l'ai fait, car lorsqu'on oppose la propriété infectieuse
de la variole aux partisans de l'identité, ils répondent que la
vaccine peut bien n'avoir pas toutes les propriétés de son
identique et ils se servent d'un faux-fuyant : la vaccine, disent-
ils, est bien la variole, mais la variole mitigée. Cette mitigation me semble assez importante pour qu'on l'examine d'un
peu près. La varioloïde aussi est, je suppose, une variole mitigée ; cela n'empêche que l'inoculation de la lymphe renfermée
dans ses boutons transmet très-bien toute autre chose que la
varioloïde et qu'on a vu des varioles mortelles déterminées de
cette manière (1). On n'a jamais rien eu à reprocher, dans ce
sens, à la vaccine ; bien qu'elle ne soit pas plus douce que
beaucoup de varioloïdes, on ne l'a jamais vue revenir à la variole. Donnerait-on le nom de poison mitigé à une substance
toxique qu'on produirait avec quelque chose en plus ou en

(1) Grisolle, Traité de pathologie interne.

moins qui la rendrait parfaitement innocente? Le calomel est-il du sublimé corrosif mitigé parce qu'il est moins dangereux? Non sans doute. Ce sont des composés qui appartiennent à un même grand groupe : les chlorures; ils ont une parenté très-proche puisqu'ils sont tous les deux des chlorures de mercure, mais ils diffèrent cependant, l'un étant un sous-chlorure et l'autre un protochlorure. Ils sont analogues, ils ne sont pas identiques.

Qu'on ne m'accuse pas d'exagérer les choses dans ma comparaison, les deux virus sont certes aussi éloignés l'un de l'autre; un jour viendra peut-être où l'on pourra doser les différentes parties d'un virus, et il ne serait pas étonnant que ce jour-là on trouvât entre le vaccin et le virus variolique une séparation aussi nette qu'entre le calomel et le sublimé corrosif. Bien qu'il soit difficile d'apprécier la distance de deux idées, faute d'une mesure immuable, je crois aussi qu'il n'en faudrait pas tant, en botanique, même avec la nouvelle école qui rejette les divisions trop nombreuses, pour faire de deux plantes, deux espèces différentes dans un même genre ; on n'y admettrait guère cette mitigation métamorphique.

Je ne multiplierai pas davantage ces exemples, et je terminerai ce chapitre par la conclusion suivante qui est indéniable : *La vaccine et la variole sont des maladies analogues, mais elles ne sont pas identiques.*

DEUXIÈME PARTIE

DE LA VACCINATION

CHAPITRE PREMIER.

DE LA VACCINATION COMME MÉTHODE.

§ Ier. — *Histoire de la découverte de la vaccination.*

C'est à Jenner qu'on attribue à juste raison la découverte de la vaccination ; ce qui a été fait avant lui n'a donné aucune certitude à la méthode. Il nous importe peu de savoir que l'Inde et la Perse connaissaient depuis longtemps un moyen de préserver les hommes de la petite vérole, puisque ce moyen n'avait pas été mis à notre portée. Dès 1775, Jenner sut, dans les campagnes de Berkeley, que les hommes qui avaient pris de la vache la maladie pustuleuse n'avaient jamais la variole, et il remarqua qu'ils étaient réfractaires à l'inoculation, alors qu'il était chargé de pratiquer la variolisation dans un but prophylactique (1). Néanmoins, ce ne fut qu'en mai 1796 qu'il fit une expérience décisive. Sarah Nelmes (Case XVI) à cette époque présenta sur la main des pustules de cow-pox gagnées en trayant ses vaches ; le 14 mai, Jenner se servit de la matière virulente de cette femme pour inoculer un enfant de 8 ans par deux piqûres superficielles au bras. Il se développa des pustules semblables à celles de la femme, et l'enfant

(1) An Inquiry, etc.

fut assez fortement incommodé, surtout de la gêne qu'il ressentit dans l'aisselle le septième jour. Le premier juin suivant, une nouvelle inoculation fut faite avec la matière variolique prise immédiatement sur une pustule et l'expérimentateur ne vit sur les bras que les mêmes apparences que lorsqu'on inocule la matière variolique après le cow-pox ou le small-pox. Plusieurs mois après, une tentative de même nature fut faite, mais elle n'amena aucun effet sensible. Certes, il y avait dans ce cas la confirmation scientifique de la tradition populaire, et Jenner eût pu annoncer dès lors sa grande découverte; ce ne fut cependant qu'après une lacune de deux ans dans ses recherches qu'il se décida à publier son mémoire, poussé qu'il fut par de nouvelles expériences dont la portée lui parut considérable. Le point de départ de ces faits fut, ainsi qu'il le raconte à la fin de son observation XVII, la contamination de trois valets de ferme par le cheval, et la transmission de la maladie de l'un d'eux, Thomas Virgœ, à des vaches (fin de février 1798). Un enfant de cinq ans fut inoculé avec la matière virulente de cet homme (Case XVIII), il eut une pustule peu marquée et cependant il fut protégé contre l'infection, bien qu'il y eût été exposé aussitôt après l'expérience dans un work-house. Cela fit supposer à Jenner qui n'avait pas une foi très-robuste dans la préservation par le virus équin, que ce virus s'appropriait une activité plus grande en passant par l'homme. Dans l'observation XIX, le sujet est un enfant de cinq ans et demi, William Summers qui, lui, fut inoculé avec la lymphe d'une vache à qui Thomas Virgœ avait transmis les pustules. La marche fut la même que dans l'observation XVII. William Pead, âgé de 8 ans, fut inoculé le 28 mars à l'aide de la matière du précédent W. Summers; il n'eut qu'une pustule en tout semblable à celles de la petite vérole (Case XX). L'observation XXI porte sur l'inoculation faite le 5 avril sur des enfants et des adultes avec le vaccin recueilli sur W. Pead. Ainsi se continue l'expérience, et Jenner se déclare suffisamment éclairé quand il voit qu'à la cinquième génération le virus n'a rien perdu de ses propriétés (1). En résumé, c'est le cheval qui est le point de départ de cette série puisque W. Summers a été inoculé du cow-pox, mais que la vache qui portait ce cow-pox a été contaminée par le cheval avec la médiation de l'homme. Jenner attribue cette propagation facile et constante dans ses effets au séjour du vaccin sur la vache, établissant ainsi ce qui a été reconnu vrai de nos jours, que l'espèce bovine est le terrain propre de la vaccine. Il revient sur ce sujet quand il dit que la qualité du virus augmente quand il agit sur la mamelle de la vache; qu'il est rare que le cheval donne la maladie au palefrenier, tandis qu'il est rare que la servante y échappe quand elle fait la traite des vaches malades.

L'ouvrage de Jenner eut un grand succès en Angleterre; dès qu'il fut connu, des médecins en renom qui pratiquaient la variolisation, s'empressèrent d'essayer la nouvelle méthode et en proclamèrent les bons résultats. En France, ce ne fut qu'en 1800 que, grâce aux efforts de M. de Larochefoucault-Liancourt et de Thouret, directeur de l'Ecole de médecine, qu'on tenta l'emploi de la vaccination. Le 2 juin, le comité qui venait de s'organiser pour vérifier la valeur de la découverte, vaccina trente enfants. Woodville vint pratiquer l'opération devant les médecins français. Enfin, le 7 février 1801, un hospice spécial fut fondé, où devait fonctionner un comité

(1) These experiments, afforted me much satisfaction, they proved that the matter in passing from one human subject to another, through five gradations, loft none of its original properties, J. Barge being the fifth who received the infection successively from W. Summers, the boy to whom it was communicated from the cow.

central, chargé d'examiner toutes les questions relatives à la vaccination et à son développement en France ; en 1824, ces soins furent confiés à l'Académie de médecine.

§ II. — *Effets de la vaccination.*

Les effets produits par la vaccination sont de deux ordres : les uns succèdent immédiatement à l'opération, et se manifestent extérieurement, les autres ne peuvent être appréciés qu'avec le temps. Les premiers sont en quelque sorte le moyen, les seconds constituent le but. En d'autres termes, les effets immédiats de la vaccination sont les phénomènes symptomatiques de la transmission de la vaccine ; les effets médiats sont les phénomènes occultes qui concourent à la préservation de l'individu et qui, pour l'observateur, se résument en cette préservation même que seul il peut constater et qui est le but de la vaccination. Je sais que j'établis ainsi une division peu naturelle, je sais que les résultats obtenus par la vaccination, aussi bien ceux que les sens peuvent juger, que ceux qui restent cachés, sont intimement liés et ne peuvent pas toujours être détachés les uns des autres ; mais tout artificielle que soit cette classification, elle facilite beaucoup l'étude que j'ai à faire. Je la conserverai donc, quitte à en signaler les inconvénients en leur place, et je traiterai en deux articles les effets de la vaccination.

A.— *Effets immédiats.* Les phénomènes qui suivent l'inoculation de la vaccine, ou caractères de cette maladie chez l'homme, ont été très-souvent observés et décrits ; je n'aurais donc rien à y ajouter, aussi je reproduirai textuellement ce qu'en ont dit Guersant et Blache dans le Dictionnaire de médecine en 30 volumes : « La vaccine a, comme toutes les maladies, des périodes distinctes. Nous en admettrons trois : la première, d'incubation; la deuxième, d'inflammation ou d'éruption, et la troisième, de dessiccation. La première période commence à l'instant même où la piqûre vient d'être faite : il se forme presque constamment un cercle rose superficiel du diamètre de 20 à 30 millimètres, qui disparaît après quelques minutes, en laissant une tuméfaction légère qui persiste un peu plus. Depuis cette époque jusqu'au troisième et quatrième jour, on ne voit que les traces d'une piqûre légère sans la moindre apparence de travail inflammatoire. Vers la fin du troisième jour ou le milieu du quatrième, commence la seconde période : le doigt sent distinctement une petite dureté dans les points où les piqûres ont été faites, et on y voit bientôt apparaître une petite élevure d'un rouge clair. Le cinquième jour, cette élevure se déprime légèrement au sommet et cause un peu de démangeaison. Le sixième, elle s'élargit, se déprime davantage au centre et s'entoure d'un cercle rouge de 1 à 2 millimètres de largeur. Le septième jour, le bouton a entièrement l'aspect d'une pustule; le bourrelet circulaire s'aplatit et prend une teinte argentée, l'aréole s'élargit. Le huitième jour, la pustule se gonfle, s'ombilique plus profondément, et prend une teinte plus foncée; le cercle rouge, qui jusqu'à cette époque a circonscrit la pustule, pâlit un peu et se propage comme par irradiation dans le tissu cellulaire voisin. Le neuvième jour, le travail local est plus animé, la pustule est entourée d'une aréole vermeille. Le dixième jour, on n'observe qu'une légère modification : le bourrelet circulaire s'élargit, l'aréole augmente d'étendue; elle occupe ordinairement un cercle de 3 à 4 centimètres de rayon, et devient d'un rouge plus vif; elle disparaît aussi moins facilement à la pression du doigt. A cette époque de l'éruption, le sujet vacciné éprouve quelquefois une douleur dans les glandes axillaires, et presque toujours un mouvement fébrile peu intense, marqué par des bâillements, la rougeur de la face, l'accélération du pouls. Le onzième jour, la pustule offre une couleur perlée ; son diamètre est de 8 à 10 millimètres ; elle est dure au toucher, et présente la résistance d'un corps étroitement uni à la peau ; le liquide qu'elle contient est un peu moins transparent, il a aussi perdu de sa viscosité. Le douzième jour, la période de dessiccation commence ; la dépression centrale prend l'apparence d'une croûte, l'humeur renfermée dans le bourrelet circulaire se trouble et devient opaline, l'aréole pâlit, la tumeur vaccinale s'affaisse, et l'épiderme s'exfolie. Le treizième jour, la dessiccation continue en procédant du centre à la circonférence ; le bourrelet circulaire jaunit, se rétrécit à mesure que la dessiccation fait des progrès, et la matière qu'il contient est jaunâtre et puriforme ; l'aréole a une teinte légèrement pourprée. Le quatorzième jour, la croûte s'endurcit et prend une couleur jaune foncé ; le cercle qui l'entoure diminue de largeur, et suit l'ordre de décroissement de la tumeur vaccinale. Du quatorzième au vingt-cinquième jour, la croûte, devenue solide, luisante, douce au toucher, acquiert une couleur briquetée et conserve sa forme ombiliquée ou s'arrondit légèrement. A mesure que la tumeur vaccinale s'affaisse, cette croûte proémine davantage au-dessus du niveau de la peau ; elle tombe du vingt-quatrième au vingt-neuvième jour, laissant à nu une cicatrice profonde et gaufrée, qui d'abord est brunâtre, et devient très-blanche après plusieurs mois. »

Telle est la marche de la vaccine légitime dans la majorité des cas ; je ne m'arrêterai pas aux anomalies, qui peuvent porter sur la forme des pustules, leur nombre ou leur absence, la durée plus ou moins longue de l'incubation. Quant à ce qu'on a appelé la fausse vaccine, on la rencontre sur les

individus qui ont été déjà vaccinés ou qui ont eu la petite
vérole; ou bien encore quand on a employé du vaccin vieilli
ou mélangé de pus ; lorsqu'on a employé des lancettes mal-
propres et émoussées ; lorsqu'on a porté le fluide vaccinal
trop loin. Je ne sais trop pourquoi on a qualifié fausse vaccine
ce qui se passe dans ces cas, si ce n'est cependant parce
qu'on a voulu tenir compte de l'intention. Il n'y a là rien de
vaccinal et j'ai vu des accidents de même nature succéder à
des piqûres faites avec d'autres substances que le vaccin. On
ne retrouve pas après la fausse vaccine les cicatrices indélébiles que laissent après elles les pustules de vaccine vraie. Je
rappellerai, avant de terminer cet article, que la pustule vaccinale est formée de loges qui contiennent le vaccin et qui le
laissent échapper par gouttelettes lorsqu'on vient, du huitième
au neuvième jour, à faire une coupe parallèle à la base de la
pustule. Ces cellules paraissent rangées sur deux cercles con-
centriques, leurs cloisons sont formées de prolongements qui
partent de la circonférence pour aboutir au point d'ombilica-
tion. Au centre se trouve un infundibulum correspondant à
la piqûre, il est rempli de pus et recouvert d'une lame épidermique mince et molle. La pellicule qui enveloppe la pustule est très-luisante, argentée, résistante et formée d'une
lame épidermique.

B. — *Effets médiats.* — J'ai appelé effets médiats de la vaccination les modifications de l'économie qui rendent le vacciné inapte à contracter la vaccine ou la variole. J'ai ajouté
que peut-être j'éloignais un peu trop ce résultat de l'inoculation, en le considérant comme médiat. En effet, si certains
exemples, en particulier quelques-uns observés par M. Bousquet et M. Taupin, semblent démontrer que ce n'est qu'apres
le développement des pustules que l'immunité est acquise,

d'autres faits prouvent que très-souvent l'action est bien moins longue, et que les vaccinés arrivent bien plus vite à cette immunité. Il est démontré par des expériences parfaitement conduites, que les effets immédiats, c'est-à-dire la manifestation locale, n'est pas indispensable à la production des effets médiats.

MM. Bousquet et Sacco sont arrivés chacun de leur côté à constater que des individus, chez qui ils avaient empêché les pustules de se former, n'en avaient pas moins été à l'abri d'une atteinte nouvelle de la vaccine ou de la petite vérole. M. Martin (1) a donné, en 1863, les résultats de tentatives du même genre, faites par lui en 1861 et 1862, et il conclut que l'accident local n'est pas nécessaire pour rendre l'inoculé inhabile à reprendre la maladie. Il y avait d'ailleurs, dans la science, bon nombre de faits qui permettaient de prévoir cette conclusion ; je veux parler des cas où les pustules vaccinales ne se sont pas montrées et dans lesquels néanmoins les sujets ont pu braver la contagion. M. Treluyer, de Nantes, a observé, en 1825, soixante de ces vaccinés ; ils ont parfaitement résisté à une épidémie de variole qui dura plusieurs mois ; cinq d'entre eux furent même inoculés avec du pus variolique sans en éprouver le moindre accident.

Je ne puis m'étendre davantage sur ce point de l'histoire de la vaccine, aussi intéressant qu'il soit ; il appartient plutôt à la nosologie des maladies virulentes en général, — et d'ailleurs il me faut revenir à l'action prophylactique de la vaccine au point de vue de la méthode.

La faculté préservatrice du vaccin est maintenant bien certifiée ; le temps a donné raison aux conclusions qui ressortirent, dès 1801, des expériences faites sur les vaccinés. Il faut

(1) De l'Accident primitif de la syphilis constitutionnelle.

bien admettre l'utilité d'une méthode qui abaissa le nombre des morts par la variole de 1/10 à 1/2378 (1), allongea de trois ans d'après Bernouilli et Duvillard la vie moyenne des individus vaccinés peu de temps après la naissance, et diminua d'un quart, selon G. Dumont, le nombre des aveugles en France. La vaccination prit donc la place de la variolisation, méthode d'origine ancienne déjà, puisqu'on l'employait dès 1673 à Constantinople où elle était arrivée par des Circassiens, et qui fut introduite en Angleterre par lady Montague. Mais au début même, on éleva des craintes sur la durée de la faculté préservatrice de la vaccine, et peu s'en fallut qu'on ne revînt à la variolisation, malgré l'inconvénient sérieux que présente cette prophylaxie en entretenant des foyers d'infection. Ces craintes restèrent dans beaucoup d'esprits et amenèrent de longues discussions aussitôt que dans une épidémie on voyait la variole sévir sur quelques vaccinés. Etait-ce le vaccin qui avait dégénéré par son passage successif chez un certain nombre d'individus ; était-ce qu'au bout d'un temps plus ou moins long l'action de la vaccine s'éteignait chez les individus à qui on avait inoculé cette maladie ?

Quant à l'affaiblissement du vaccin, il parut démontré qu'il était réel, lorsqu'en 1836 on pratiqua des revaccinations avec le vaccin nouveau de Passy. Les revaccinations réussirent presque constamment avec le nouveau, rarement avec l'ancien vaccin. On pensa cependant qu'il était facile de conserver au vaccin toute son énergie en le cultivant chez la vache ; des tentatives de ce genre produisirent de bons résultats ainsi que le certifièrent MM. Husson, Valentin de Nancy, James et les membres du comité de vaccine de Reims. On sait que dans ces dernières années, M. Lanoix a renouvelé avec succès ce

____

(1) Michel Lévy, Traité d'hygiène publique et privée.

mode de conservation du fluide vaccinal. Ce point écarté, il me reste à examiner la question d'immunité temporaire et à rechercher si les revaccinations qu'on a proposées pour y remédier peuvent rendre le service qu'on attend d'elles.

a. — Durée de l'action préservatrice du vaccin.

Dans les nombreuses épidémies de variole, qui ont été observées depuis l'emploi de la vaccine comme moyen préservatif, on a pu constater quoique le plus grand nombre des vaccinés fût hors de l'atteinte du fléau, que quelques-uns cependant étaient frappés. Ces faits prouvent que l'action préservatrice du vaccin se perd, au bout d'un certain temps, au moins chez quelques individus, bien qu'en général la maladie soit moins grave chez eux que chez ceux qui n'ont pas été inoculés.

Ceci reconnu, on a cherché à fixer quelle était la durée moyenne de l'influence sanitaire de la vaccine, mais on n'a pu s'entendre sur ce point important.

C'est une question toute d'individualité et cette durée varie, suivant les auteurs, de dix à vingt-cinq ans. En temps d'épidémie, il est bon de ne pas compter sur la limite extrême.

b. — Revaccinations. — Quant au moyen à opposer à la disparition de la faculté préservatrice de la vaccine, il n'est que la revaccination sur quoi on puisse compter. Il ne m'est pas possible de rappeler ici les chiffres qui peuvent décider de l'opportunité des revaccinations ; je ne puis cependant passer sous silence le résultat obtenu par M. Bousquet, qui eut avec du bon vaccin un quart de vaccines bien établies ; M. Michel Lévy arriva au même succès, aussi se montre-t-il partisan des revaccinations. Un très-grand nombre de médecins pensent comme lui, que la prudence veut que les revaccinations soient officieusement conseillées et propagées. On sait qu'elles sont prescrites dans l'armée et qu'on s'en trouve très-bien. C'est d'ailleurs une précaution facile à prendre, qui ne peut pas avoir plus d'inconvénient qu'une première inoculation ; je démontrerai plus loin que l'introduction du vaccin dans l'économie ne présente pas de danger. On fera donc bien dans les cas ordinaires de pratiquer les revaccinations dès l'âge de 12 à 15 ans ; au delà de 30 ans cela devient à peu près indifférent, car l'aptitude à prendre la variole est bien amoindrie.

Il va de soi qu'en temps d'épidémie on n'a pas à se préoccuper de l'âge.

§ III. — *De quelques emplois de la vaccination.*

Dès que l'usage de la vaccination se fut répandu, on songea à recourir à la vaccine comme moyen thérapeutique, particulièrement comme révulsif. On a tenté son action dans certaines maladies cutanées chroniques, mais sans succès. On a aussi cherché à modifier la coqueluche par de nombreuses inoculations du vaccin sur la poitrine : les enfants n'ont éprouvé aucun soulagement.

Ce qui paraît plus sûr, c'est la destruction de certaines petites tumeurs érectiles, dont on entoure la base d'un grand nombre de piqûres, de façon à amener une suppuration abondante qui détermine l'affaissement de ces tumeurs. Chez les animaux, on a pensé qu'on pourrait employer la vaccine comme préservatif du typhus des bêtes à cornes, à cause d'une certaine analogie qu'on avait cru voir entre cette maladie et la variole. Cette tentative renouvelée dans ces derniers temps n'a donné aucun résultat avantageux.

Enfin, je signalerai une méthode empirique qui donne des succès assez inexplicables chez les chiens : c'est la vaccination de ces animaux dans le but de les préserver de ce qu'on a appelé la *maladie*. J'ai vu vacciner plus de soixante de ces animaux en quelques années; j'ai pu en suivre les deux tiers environ, aucun d'eux n'a eu ce cortége d'accidents qui constitue la *maladie* des chiens, dans leur enfance.

CHAPITRE II.

DE LA VACCINATION COMME PROCÉDÉ OPÉRATOIRE.

L'inoculation de la vaccine ne présente rien de particulier comme opération; elle se pratique comme toute autre inoculation. Généralement on préfère la vaccination par piqûre; elle réussit beaucoup mieux que lorsqu'on opère par incision, ou bien encore quand on a recours à la méthode endermique. Il vaudra toujours mieux se servir d'une lancette, à moins toutefois que les dernières aiguilles, faites en vue de l'inoculation, n'aient réellement apporté plus de facilité à l'opération, — ce que j'ignore.

Il est bon de ne pas faire les piqûres trop profondes et de veiller à ce que le vaccin entre bien dans l'ouverture faite à la peau. On préférera le vaccin recueilli au moment même sur le bras d'un enfant bien portant, ou encore sur une pustule de vache.

Si on n'a que du vaccin conservé, on choisira le moins vieux et autant que possible celui qui est resté liquide sans mélange.

On sait, en effet, qu'on conserve le vaccin de bien des manières : sur la lancette, entre deux plaques de verre, dans des

tubes fermés à la lampe, à l'état de sirop ou dans la glycérine;
on peut enfin enlever aux vaches des pustules entières, que
l'on ouvre par raclage, au moment d'utiliser le vaccin qu'elles contiennent. On se sert aussi quelquefois des croûtes vaccinales.

La vaccination est praticable à tous les âges, elle réussit
mieux cependant chez les enfants. On y procède généralement
de deux à quatre mois après la naissance.

Sans danger on peut vacciner les enfants plus jeunes, en
ayant soin d'espacer suffisamment les piqûres et de veiller
bien à ce qu'on n'ait pas à craindre l'érysipèle. On peut vacciner sur toutes les parties du corps. Enfin, sans aucun doute,
il est préférable d'avoir un certain nombre de pustules, bien
qu'une seule puisse probablement suffire pour donner l'immunité.

CHAPITRE III.

§ I. — *Comme méthode, ou dangers de la vaccine. —*
Ses détracteurs.

Nier l'action prophylactique de la vaccine, au moins pour un
temps plus ou moins long, c'eût été vouloir opposer de vaines
dénégations à un fait d'une évidence généralement reconnue;
autant eût-il valu nier que le soleil nous apporte chaleur et
lumière. Cependant, comme toutes les inventions, la vaccination devait avoir ses contempteurs, et comme ils ne pouvaient
l'atteindre dans son but même en prouvant son inutilité, ils
allèrent plus loin et finirent par découvrir que la vaccine pour

avoir préservé les vaccinés de la variole, les exposait à des dangers bien autrement sérieux, et voici comme : autrefois la variole sévissait très-gravement sur les enfants et en faisait mourir un grand nombre; actuellement, grâce à la vaccine, il meurt beaucoup moins d'enfants, mais l'humanité n'y gagne rien, car bien plus d'adultes et surtout d'adolescents succombent, qu'à cette heureuse époque.

La statistique le prouve et avec son aide on prétend démontrer que cela tient à la vaccination. Je crois approximativement aux démonstrations de la statistique quand il s'agit de liens entre des faits logiquement très-rapprochés; je doute, quand elle affirme des rapports de causes à effets entre des choses qu'elle relie vaguement; mais je nie quand les effets peuvent être impunément changés sans rien ôter à l'omnipotence de ces chiffres. Or, c'est ce dernier cas qui se présente au sujet de la vaccine : n'importe quelle maladie paraissant actuellement plus fréquente peut être attribuée à la vaccination avec autant de vraisemblance que celles qu'on s'est plu à indiquer, même rien n'empêche de les considérer toutes comme dues à cette cause unique.

En un mot, je sais peu des choses de cette science statistique si exacte quant à ses additions, mais, comme sa valeur tient autant à l'interprétation qu'à la rectitude de sa numération, j'avoue que je ne me fie guère à ses résultats malgré la bonne foi de l'arithméticien, tant je crains l'influence de l'idée préconçue. Je n'opposerai donc pas les totaux des partisans statisticiens de la vaccine, aux sommes des statisticiens adverses ; je combattrai par le raisonnement le motif prétendu de cette mutation de mortalité que j'ai signalée et que je ne discute pas. Faire ainsi n'est pas, pour moi, nier l'efficacité de la méthode numérique, mais éviter de l'appliquer à faux.

Il a fallu formuler la cause de l'augmentation de mortalité

au delà de l'enfance : les détracteurs de la vaccine disent avoir dégagé cette inconnue. Deux hypothèses servent à étayer leur système, voici la première :

L'organisme humain porte en lui le germe de la variole, la vaccine le modifie et en arrête le développement ; cela donne lieu à une lutte dans laquelle le vaccin succombe. Dès qu'il est suffisamment affaibli, la maladie surgit adultérée, sans doute, mais tout aussi terrible, et la mort reprend ses droits. C'est ainsi que plus d'enfants survivent et que plus d'adolescents succombent. L'économiste y verra une perte sèche, et, sans l'avouer, préférera à la propagation de la vaccine, le paradoxe humoristique plus encore qu'économique de Swift. Ce sempiternel conseilleur proposait en effet d'élever les enfants des Irlandais pauvres, avec de grands soins, jusqu'à ce qu'ils soient engraissés à point et bien en chair, puis de les manger plutôt que de les conduire mesquinement jusqu'à l'adolescence, pour les voir mourir de misère. Il ajoutait que tous y gagneraient.

Je ne puis croire pour mon compte à cette variole originelle. La succession que nous a laissée la faute de nos premiers parents me semble assez riche en maux qui peuvent atteindre notre organisme, sans que la nature ait permis à une maladie aussi grave que la petite vérole de se développer comme physiologiquement.

N'est-ce pas assez que l'économie ait à faire son travail biogénique et à lutter contre toutes les causes extérieures de sa destruction, sans qu'elle ait encore un frère jumeau qui fatalement demeure son ennemi intime. Voici donc la variole devenue généralement héréditaire et il ne faudra rien faire pour en empêcher le développement, car si elle n'atteint pas directement, elle frappera par répercussion de son virus. Est-ce donc à dire que si, par l'hygiène ou une médication appropriée, on croit préserver un malheureux d'une cause de mort qui a enlevé ses ascendants, il ne faudra pas même y essayer, car si on parvient à en éloigner l'irruption, sa maladie, nouveau Protée, le tuera plus sûrement sous une autre forme?

Il faut en effet admettre dans ce cas la même fatalité que pour la petite vérole, cette affection qui combat en fuyant. Je sais bien que pour avoir rejeté la vaccination on n'a pas proscrit l'hygiène; mais il me paraît qu'on a abandonné la proie pour l'ombre, car la contagion fait bon marché de toutes les précautions prises contre la variole. D'ailleurs, pour aller au fond de ma pensée, je dois dire que je ne crois pas aux maladies en germe chez l'individu au moment de sa naissance. Ou l'enfant en quittant la vie utérine est atteint déjà de la maladie ou il en est indemne, et alors je ne puis admettre chez lui qu'une dégénérescence physiologique due à l'état pathologique des parents, une idiosyncrasie d'une sensibilité aussi grande qu'on voudra qui, sous l'influence des moindres causes déterminantes de l'affection dite héréditaire, permet à cette dernière d'éclater avec toute sa violence. Cette dégénérescence peut d'ailleurs exposer l'individu à toute autre maladie que celle de ses parents. En résumé il n'y a jamais chez l'individu qui naît le germe de la maladie, il y a seulement un terrain très-propre à sa genèse. On s'expliquera facilement comment avec cette idée il m'est impossible de comprendre les auteurs de l'hypothèse que je cherche à rendre au néant. Le peu d'étonnement qu'ils manifestent à voir, en général, une variole bénigne se déclarer, quand ils inoculent le virus variolique à ces sujets si bien prédisposés à avoir la petite vérole, et leur incroyable foi dans le refoulement de cette tendance morbide par le vaccin si proche parent de leur virus préféré, constituent il me semble une des meilleures réfutations de leur opinion.

J'aborde maintenant un autre point de la question, car je ne prétends pas baser sur une appréciation personnelle la discussion que je me suis proposée.

Si les détracteurs de la vaccine ont raison, il faut nécessairement qu'on trouve les maladies produites par la répercussion du virus variolique plus fréquemment qu'avant la vaccination, et aussi je crois avec des caractères légèrement différents, enfin surtout il faut qu'elles sévissent particuliè-rement sur les vaccinés. Sinon ces inventeurs des maux que nous devons à Jenner ont fait une pétition de principe qu'il leur est impossible de soutenir.

Pour donner quelque vraisemblance à leur dire, ils ont dû choisir des maladies assez répandues; je vais m'occuper de celle qu'ils ont surtout certifiée, et qui d'ailleurs était le mieux faite pour entrer dans leur cadre. Je veux parler de la fièvre typhoïde qui fut mise en campagne dès le début de l'attaque de la vaccination et dont l'artillerie antivaccinale se servit avec beaucoup d'habileté et de vigueur. Il devait arriver que la fièvre typhoïde entrât en lice : le vaccin ayant empêché la manifestation vers la peau, la muqueuse intestinale en supportait les conséquences à l'âge où les maladies de l'abdomen deviennent plus communes; d'ailleurs, pour certains, la fièvre typhoïde est une fièvre éruptive : il était commode de lui attribuer une parenté avec la variole. Je m'élève contre cette prétendue analogie, car je ne sache pas qu'on considère comme une exception le développement de la fièvre typhoïde chez les individus ayant eu la petite vérole, qui récidive cependant très-rarement. Et cette hypothèse est aussi facilement renversée qu'on soit partisan de l'identité ou de l'analogie seulement entre la variole ou la vaccine, car de même que ces deux maladies s'excluent, elles devraient préserver de la fièvre typhoïde qui leur serait identique ou analogue. Or personne n'ignore

que chez l'homme il est loin d'en être ainsi, et j'ai relaté que
la vaccination n'avait amené aucun résultat avantageux dans
te typhus des bêtes à cornes, affection qui ressemble tant à la
fièvre typhoïde que c'est certainement une erreur de lui donner un autre nom, ce qu'il ne faut pas imputer aux vétérinaires, puisque c'est un médecin qui le premier appela typhus
cette maladie de l'espèce bovine. Ceci dit, je vais à propos de
la fièvre typhoïde examiner les trois conditions dont j'ai parlé
plus haut et qu'il faut constater pour que le lien qu'on lui
suppose avec la vaccine existe réellement. La fièvre typhoïde
est-elle plus fréquente qu'autrefois ? Cela n'est nullement démontré ; je ne considère pas comme probant le grand nom-
·bre d'épidémies qui ont été observées, car en effet la nom-
breuse synonymie de cette maladie peut très-bien avoir donné
le change. Chacune de ses formes avait un nom particulier,
rien d'étonnant par conséquent qu'on ait cru cette fièvre plus
fréquente à partir du jour où tous les cas ont été groupés
sous un même titre, rien d'étrange non plus à ce qu'on en
ait bien moins laissé échapper quand l'attention a été vivement appelée sur l'examen scrupuleux de ces cas. Et d'ailleurs, la fièvre typhoïde fût-elle réellement plus fréquente,
ne voit-on pas, sans aller plus loin, que cela peut tenir à l'ag-
gravation des nombreuses causes que l'étude de l'hygiène
indique comme sources de la dothiénentérie ?

N'y a-t-il pas eu dans la période dont on nous parle une
plus grande agglomération dans les centres populeux ?

Depuis qu'on vaccine, la fièvre typhoïde a-t-elle changé
dans sa modalité ? Non. Chaque épidémie a sa marche propre ; tantôt c'est une forme grave de la maladie, tantôt c'est
une forme bénigne ; quelquefois ataxique elle fait place sans
cause connue à une série de fièvres adynamiques. Ses variétés
d'apparences si distinctes se succèdent ou marchent ensemble
comme autrefois les diverses maladies qu'on en avait créées.

Voici maintenant le point important.

En admettant la fréquence plus grande de la fièvre typhoïde, est-ce à la vaccine qu'il faut l'attribuer? Autrement, est-il prouvé qu'elle est plus fréquente sur les vaccinés que sur les autres? On a répondu affirmativement à cette question, se basant sur ce que la maladie sévissait surtout dans les villes, cercles plus civilisés qui, partant, contiennent plus de vaccinés. Il y a là je crois une grave erreur. C'est l'interprétation fausse d'un fait très-vrai. Incontestablement, il y a plus de cas de fièvres typhoïdes dans les grandes villes que partout ailleurs; mais elle attaque de préférence, non les citadins purs, c'est-à-dire les vaccinés, mais les gens de la campagne qui n'habitent la ville que depuis un an ou deux. Et si ces derniers étaient autant ou même plus vaccinés que les autres, on ne serait pas encore en droit de rattacher leur maladie à la vaccine; c'est bien certainement ailleurs qu'il faut en chercher la raison. On la trouve dans la mauvaise direction du régime alimentaire, le défaut d'aération des logements et les chagrins, ou dans l'activité exagérée qu'exige le séjour dans une grande ville et les excès qu'il facilite; toutes causes qui n'existent pas au même degré dans les campagnes et qui débilitent l'économie. Je crois que dans quelques années l'argument des adversaires de la vaccine tombera de lui-même; il y aura plus de vaccinés qu'aujourd'hui et moins d'exemples de fièvre typhoïde, ce qui sera dû aux améliorations sanitaires des grandes villes, à la tendance qu'ont les édiles d'éloigner du centre les quartiers très-populeux pour les repousser vers les faubourgs plus aérés.

Je ne ferai pas ici les mêmes recherches pour les autres maladies attribuées à la vaccine, parce que c'est moins important, que cela conduirait au même résultat négatif, et aussi parce que j'aurai à en dire quelques mots dans la discussion de la seconde hypothèse des contempteurs de la vaccination.

Cette seconde hypothèse donne à la présence du vaccin dans l'économie une importance très-grande, en dehors de toute relation avec la variole; elle accorde à ce virus une influence telle, qu'il devient la cause de la dégénérescence de l'espèce humaine, en favorisant l'explosion de maladies graves. Me plaçant tout d'abord à un point de vue général, je me demande s'il est admissible qu'un virus, après avoir produit ses manifestations spécifiques, reste encore capable de déterminer des lésions très-différentes entre elles ; je ne le crois pas, car les lésions consécutives à l'inoculation d'un virus sont définies, depuis qu'on observe les maladies virulentes on a eu le temps de s'en assurer. La syphilis, qui de toutes ces maladies est certainement celle qui offre la marche la plus complexe et les accidents les plus bizarres, ne présente pourtant rien d'imprévu, et si d'autres affections peuvent donner lieu à des lésions semblables à celles qu'elle produit parfois, il est toujours possible de se rendre compte de la cause première et d'affirmer que ces troubles sont spécifiques. *A fortiori*, donc, on saurait ce qui est de l'influence des autres virus sur l'organisme pendant le temps qu'il reste dans leur sphère d'action. D'ailleurs, l'homme aurait-il ce triste privilége de souffrir aussi longtemps de l'inoculation d'un virus, alors que rien de semblable n'a été remarqué chez les animaux. Physiologiquement, ils nous sont pareils, et cependant on n'a pas constaté que la dégénérescence d'une espèce, ou l'augmentation de la mortalité dans l'adolescence, succédât à l'action secondaire d'un virus inoculé. Si cela était, quelle finesse de tact devrait avoir l'agriculteur dans l'emploi de la méthode prophylactique de certaines des maladies des animaux. Il ne pourrait en user que sur les individus qu'il serait assuré de conduire ainsi jusqu'au moment où le boucher en tirerait parti, et il se garderait bien d'en faire des reproducteurs. Il faudrait, par exemple, qu'il risquât sa ruine en laissant ses troupeaux de moutons exposés à la clavelée ou qu'il l'édifiât lui-même en inoculant le claveau, pour voir mourir ses animaux au moment où ils promettent une juste rémunération à ses soins, pour faire d'une race forte et rustique l'ombre d'elle-même, la rendre chétive et malingre.

Particulièrement, on pourrait je crois traiter très-complétement les conséquences secondaires de l'inoculation du virus variolique ; on a pour cela assez étudié ce virus, pourtant, on ne le rend justiciable d'aucun mauvais effet. Aussi je me demande comment il se peut faire que des médecins accordent au vaccin une action assez grande pour qu'il puisse affaiblir notre espèce à ce point qu'il faut se hâter et s'écrier qu'il y a péril en la demeure, que les signes du temps apparaissent, alors qu'ils n'éprouvent pas le moindre trouble à proclamer l'utilité de l'inoculation de la variole ! La petite vérole est une maladie bien plus grave que la vaccine à tous les égards; si la variolisation préserve d'une nouvelle atteinte, c'est durant le temps que l'économie est sous l'influence du virus variolique. Pourquoi donc cette maladie si souvent compliquée de concomitances sérieuses et ce virus si énergique, seraient-ils moins une cause de dégénérescence que la vaccine et le vaccin, leurs analogues moins puissants? Et qu'on ne s'appuie pas sur cette force moindre, ce serait retomber dans la première hypothèse. Sans doute, c'est plutôt parce que le vaccin est un virus d'origine animale, un virus vétérinaire, comme l'a écrit un médecin qui paraît se complaire autant dans une expression risquée que dans une opinion hasardée. Le vaccin analogue ou identique au virus variolique a passé par l'organisme de la vache, assez semblable au nôtre, en résumé, de là vient tout le mal et les colères. Mais les maladies graves chez l'homme sont généralement graves chez les animaux, qu'elles s'y traduisent par des analogues ou des identiques, et la réciproque est vraie : la phthisie pulmonaire ne pardonne pas plus à la vache qu'à nos tuberculeux, et pour prendre des exemples dans la classe des maladies virulentes, le chien qui a communiqué la rage à un homme meurt aussi et de la même façon que lui ; le cheval morveux dont un homme a pris la maladie succombe peut-être un peu moins vite, mais tout aussi sûrement ; le mouton, cause de l'affection charbonneuse dans l'espèce humaine, a trouvé un ennemi mortel dans le sang de rate. Que si on inocule à un chien, un cheval, un mouton, la rage, la morve, le sang de rate, l'animal périra ; on arrivera même à cette terminaison fatale dans les autres espèces animales où la transmission identique de la maladie sera possible. Ces affections sont donc homicides par leur essence propre ; leur origine animale n'ajoute rien au trouble qu'apporte dans l'organisme de notre espèce leur humeur morbifique, puisqu'elles sont également mortelles dans leur espèce natale. Est-il donc logique d'admettre que pour une fois qu'une maladie, la vaccine, sera moins grave chez les animaux que son analogue la petite vérole chez les hommes, son virus, le vaccin, parce qu'il est d'origine animale, devra produire dans l'espèce humaine des désastres aussi étendus que certains? Je ne puis partager une pareille manière de voir. Le chien domestique qui se rapproche certainement de nous, n'éprouve pas de ces effets malheureux par l'inoculation du vaccin ; il présente pourtant dans son organisation des différences aussi notables avec l'espèce bovine que l'homme lui-même.

On a dit que l'action dégradante du vaccin se faisait sentir aussi bien sur l'intelligence que sur les autres fonctions, et pour preuve on a cherché à établir que les cas d'aliénation mentale étaient considérablement plus communs. Outre qu'on n'a pas démontré que le nombre d'aliénés soit plus grand relativement que parmi les individus qui ont eu la petite vérole, j'ai souvent entendu des médecins des asiles d'aliénés indiquer une cause très-simple à cette prétendue croissance des vésanies. Elle repose sur la création d'asiles nouveaux qui ont permis de recevoir et de soigner une très-grande quantité de fous qu'on laissait autrefois à la charge de leurs familles ou des municipalités. On a été jusqu'à reprocher au vaccin la plus grande fréquence de la fièvre puerpérale par suite de l'affaiblissement des générations nouvelles et parce que les épidémies ayant pour siége d'élection les grands centres, cette maladie frappait la population féminine la plus vaccinée. Il est inutile d'insister beaucoup sur ce point; il me suffira de rappeler que les maternités de Paris, par exemple, où l'on voit souvent cette cruelle affection exercer ses ravages, renferment un grand nombre de femmes fécondées tout autre part et en tout cas presque toutes filles, sous le coup de chagrins violents et d'une misère complète.

Il va sans dire que la fièvre typhoïde a trouvé sa place parmi les méfaits de ce terrible vaccin. J'en ai dit déjà bien long à ce sujet; néanmoins puisque je suis ramené sur ce terrain, je citerai un fait auquel on pourrait peut-être trouver quelque analogue dans la supputation des cas de fièvre typhoïde chez l'homme. Les vétérinaires n'admettaient pas, il y a peu d'années encore, l'existence de la fièvre typhoïde du cheval; actuellement, quelques-uns, instruits et très-sérieux, prétendent la reconnaître malgré sa forme thoracique habituelle, dans une affection quelquefois épizootique de l'espèce équine. Ne pourrait-on pas attribuer ce développement subit ou tout au moins ce plus grand nombre des cas de fièvre typhoïde chez le cheval à quelque cause s'y rattachant peu ou prou, avec autant de logique que les adversaires de la vaccine l'ont fait chez l'homme pour le vaccin ?

Je m'arrête, n'ayant plus, il me semble, rien d'important à ajouter au soutien de mon opinion ; je pense avoir suffisamment démontré que, cette fois du moins, l'intelligence de l'homme ne lui a pas servi à combattre l'instinct de conservation de l'individu et de l'espèce, comme le prouveraient les assertions que j'ai cherché à détruire. J'ai donné les arguments qui m'ont paru sérieux, je les ai exposés brièvement et consciencieusement ; si je n'ai cité aucun nom, c'est parce que cela m'a paru de peu de valeur dans une question controversée depuis soixante ans, et que d'ailleurs la discussion de cette question a soulevé de vives querelles entre les dissidents.

Néanmoins je ne puis m'empêcher de rappeler le titre d'un chapitre où le sujet est touché d'une façon plaisante, mais logique à un haut degré. Ce chapitre : *A vous grêlés, couturés et faces d'écumoire*, se trouve dans un volume qui n'a rien de médical et que son auteur, M. Alphonse Karr, a appelé : *Sous les orangers*.

En résumé, je ne crois pas aux dangers que signalent les adversaires de la vaccine, quand il s'agit de cette maladie même ou du vaccin ; mais l'inoculation en tant qu'opération a quelquefois des suites fâcheuses que je dois étudier. C'est ce qui fera le sujet du paragraphe suivant.

§ II. — *Des dangers de la vaccination comme procédé opératoire.*

Un très-grand chirurgien a dit que toute incision faite à la peau était une porte ouverte à la mort ; l'inoculation de la vaccine pourra de cette façon devenir une cause de maladie. C'est ainsi qu'on voit quelquefois, à la suite des piqûres de la lancette chargée de vaccin, survenir des adénites dans le creux de l'aiselle, de l'angioleucite, et que même chez quelques individus on a eu à combattre des phlegmons diffus du bras.

Lorsque malheureusement ces accidents se produisent, le traitement qu'ils nécessitent ne diffère nullement de celui qui est indiqué dans les cas ordinaires. La spécificité n'y est pour rien, et l'on doit se contenter des moyens habituellement employés dans la pratique.

Cette ligne de conduite reste la même quand il s'agit de combattre les ulcérations qui succèdent quelquefois aux pustules, surtout chez les très-jeunes enfants, et quand les piqûres ont été faites trop près les unes des autres.

On travaille alors à aider la cicatrisation, sans se préoccuper le moins du monde de l'origine vaccinale. Les médecins vaccinateurs ont remarqué qu'il fallait être très-prudent quand il régnait une épidémie d'érysipèle ; il est aisé de comprendre toute la valeur de cette recommandation si l'on veut bien se rappeler avec quelle facilité cette maladie atteint alors les personnes qui ont la moindre éraillure de la peau. On évitera donc de vacciner pendant ce temps les enfants qui doivent séjourner, ne serait-ce que peu, dans le foyer d'infection. Il est rare que l'érysipèle se développe, après la vaccination, en dehors des épidémies. — J'aurais pu, si je n'avais eu à signaler que ces dangers, le faire en quelques lignes, sans créer un paragraphe spécial ; mais je dois appeler l'attention sur un fait d'une très-grande importance, fait qui sort complétement du cercle peu intéressant dont je m'occupais ci-dessus, et qui cependant, je le crois, à sa place marquée parmi les dangers de la vaccination comme procédé opératoire. Je veux parler de la transmission de la syphilis par la vaccination.

L'émotion qui suivit la publication des premiers cas de cette nature s'explique facilement, et c'est à bon droit que chacun crut devoir réclamer les éclaircissements qu'appelait cette question d'intérêt général. Je ne puis pas me permettre ici un examen critique des discussions soulevées sur ce point sérieux d'hygiène publique; à mon avis, les documents qui peuvent guider dans l'appréciation des faits ne sont pas encore suffisants. Ce qui est malheureusement trop certain, c'est que la vérole a été portée par la vaccination chez bon nombre d'individus. Il reste à déterminer si le virus syphilitique a été inoculé sur le même support que le vaccin, en d'autres termes, si le vaccin dans ces cas était syphilitique, ou bien si c'est accidentellement que le virus de la vérole a été introduit en même temps que la matière virulente vaccinale. Dans le premier cas, il faudra accuser la vaccination en tant que méthode; dans le second, il suffira d'avertir l'opérateur qu'il doit toujours avoir présent à l'esprit la possibilité de la contamination du sujet à vacciner. Je n'affirme pas plus la justesse de l'une que de l'autre de ces opinions, cependant, si j'en parle en ce lieu, c'est que je penche vers l'adoption de la seconde. Je m'appuie sur des expériences restées sans résultat quand on a inoculé le contenu, et rien que le contenu, des pustules vaccinales d'individus syphilitiques sans aucun doute, et sur la propriété virulente que possède paraît-il le sang de ces mêmes individus. Or, souvent la lancette porte, en même temps que la lymphe vaccinale, du sang qui s'est écoulé quand on a ouvert la pustule sans beaucoup de précaution; rien d'étonnant dès lors, qu'on voie se manifester la maladie tant redoutée. Dans ce cas, il faut attribuer les accidents non pas à la méthode, mais à l'opération. Et même, je pense qu'il ne faut pas conclure trop vite, quand on voit sur de très-jeunes enfants qui n'ont rien eu encore, se présenter, après la vaccination, les caractères de la syphilis, alors qu'on a pris tous les soins possibles pour l'inoculation. Il n'est pas toujours facile, en effet, d'être bien renseigné sur l'état de santé des parents, et l'opération peut, je crois, devenir une cause déterminante de l'apparition des phénomènes extérieurs de la maladie.

Quoi qu'il en soit de la terrible responsabilité que fait peser sur le médecin la possibilité de la transmission de la syphilis par la vaccination, il ne doit s'en effrayer que juste assez pour redoubler d'attention et de prudence.

Il est d'ailleurs un moyen, pour lui, d'écarter toute crainte s'il doute du vaccin dont il dispose ou s'il accuse la méthode elle-même : c'est de n'employer que le vaccin cultivé sur la vache, ainsi que cela s'est beaucoup pratiqué dans ces derniers temps. On sait, en effet, qu'on n'a jamais pu produire la syphilis sur les animaux.

A. PARENT, imprimeur de la Faculté de Médecine, rue Mr-le-Prince, 31.

CHAPITRE Ier. — LA VACCINE.

Article	Sujet	Subdivision	Résultat
Article 1er.		Transmission de la vaccine dans l'espèce bovine; vaccine type; vaccine préservative du cow-pox.	Éruption locale; pas de fièvre, pas d'éruption secondaire; non infectieuse.
Article II.		De la transmission de la vaccine chez les bêtes bovines qui ont eu la maladie aphtheuse; relations qui existent entre cette maladie et le cow-pox.	La vaccine se fait avec toutes ses phases. Les deux maladies sont différentes.
Article III.		De la Vaccine dans l'espèce humaine; comparaison et relations avec la vaccine primitive.	Le vaccin revient sans altération sur la vache, mais atténué.
Article IV.	De la Vaccine chez les animaux solipèdes; comparaison et relations avec le cow-pox et la vaccine humaine.	A. De l'inoculation du cow-pox aux animaux solipèdes; comparaison du horse-pox et cow-pox inoculés.	Les phénomènes ne sont pas absolument identiques.
		B. Le horse-pox produit par l'inoculation du cow-pox est rapporté à l'espèce bovine.	Ce cow-pox peut revenir sur la vache; il paraît atténué.
		C. Le horse-pox engendré par l'inoculation du cow-pox est inoculé à l'homme; transmissions croisées chez l'homme, le cheval et le bœuf, exécutées comparativement :	
		a. Le horse-pox est inoculé à l'espèce humaine.	Le horse-pox né du cow-pox produit chez l'homme un vaccin vrai.
		b. Le vaccin humain produit par le horse-pox est inoculé comparativement au cheval et au bœuf, et rapporté ensuite à l'espèce humaine. *(au bœuf et au cheval, et de ceux-ci reporté à l'enfant.)*	Il germe mal sur le cheval et très-bien sur le bœuf. — Pris sur le cheval, il échoue; pris sur le bœuf, il réussit parfaitement.
		c. Le vaccin humain produit par le cow-pox est inoculé comparativement au cheval et au bœuf, et rapporté ensuite à l'espèce humaine. *(au cheval et au bœuf, et de ceux-ci reporté à l'enfant.)*	Le cheval a eu un horse-pox légitime qu'on n'a pu propager dans l'espèce. — N'a pas été essayé quant au cheval. (Voir au-dessus pour le bœuf.)
Article V.	De la Vaccine chez les animaux domestiques autres que le bœuf et les solipèdes.	A. Chez la chèvre.	La chèvre est réellement un animal vaccinifère.
		B. Chez le chien.	Le chien n'a présenté que des nodosités, rien de caractérisé.
		C. Chez le porc.	Mêmes résultats que chez le chien, un peu plus évidents.
		D. Chez le mouton.	A peu près comme chez le porc.

CHAPITRE II. — LA VARIOLE.

Article	Sujet	Subdivision	Résultat
Article 1er.	De la Variole inoculée chez les animaux de l'espèce bovine.	A. Des effets locaux et généraux produits chez le bœuf par l'inoculation de la variole humaine.	Phénomènes locaux peu importants, mais suffisants. — Fièvre nulle.
		B. Inoculation de la vaccine chez les animaux variolés.	La vaccine ne se développe pas.
		C. — de la petite vérole sur les sujets qui ont eu le cow-pox.	La petite vérole ne prend pas.
		D. — simultanée de la variole et de la vaccine aux animaux de l'espèce bovine.	On a employé le vaccin humain; les deux éruptions marchent.
		E. Essais de transmission du bœuf au bœuf de l'éruption engendrée par l'inoculation variolique.	L'activité du virus se perd vite; 2e génération presque nulle.
		F. Retour à l'homme du virus variolique qu'on a fait passer par l'organisme du bœuf.	Ce virus donne naissance à des pustules; il y a de la fièvre.
		G. Transmission de l'homme à l'homme du virus variolique qu'on a fait passer par l'organisme du bœuf.	A la 2e génération, les pustules sont plus belles.
		H. Retour au bœuf du virus variolique.	Résultat presque nul, négatif à la 2e génération.
Article II.	De la Variole inoculée sur les solipèdes.	A. Expériences sur les effets généraux et locaux produits par l'inoculation de la variole aux animaux solipèdes.	Se développe mieux localement que chez le bœuf. — Fièvre nulle.
		B. — sur l'inoculation de la vaccine aux chevaux variolés.	Une seule expérience; il y a eu développement simultané.
		C. — sur l'inoculation de la variole chez les animaux solipèdes préalablement vaccinés.	Aucun résultat.
		D. — sur la transmission de la variole équine du cheval au cheval.	Il y a transmission, mais la maladie est très-atténuée.
		E. — sur la transmission de la variole équine du cheval au bœuf.	La variole ne s'est pas produite; ensuite le cow-pox a pris.
		F. Retour à l'homme du virus variolique équin.	La maladie a eu la même marche que quand elle vient de l'homme.
		G. Culture chez l'homme du virus variolique équin.	Ce virus a pu donner la variole à la 4e génération,
		H. Retour au cheval du virus variolique équin cultivé dans l'espèce humaine.	dans laquelle il a amené l'éruption chez le cheval.
		I. Transmission au bœuf du virus variolique équin cultivé chez l'homme.	Ce virus a transmis la variole et non le cow-pox.

1867 — Landrin.

9 782016 113578